鍼灸医学を素問するⅡ

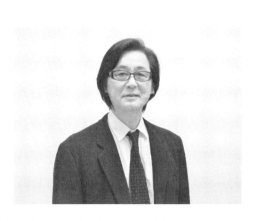

野口整体・鍼灸医学・現代医学を
世界で初めて統合

序

現代医療が急激に発達したと言われて久しい。例えば、iPS細胞、再生医療等々。しかし、巷には半病人が溢れ、うつ病や精神面の弱い若者が増えている。病人が減少するどころか増加の一途を辿っていることは、増え続ける医療費からも明らかである。
　現代医療の発達と私たちの健康は直結していないのか？
　このパラドックスは何を意味するのであろうか？
　医療の発達は、病人を庇護する技術の発達に繋がる。そして、人は庇護すればするほど弱くなるという側面をもつ。このパラドックスこそが、現代医療が内包する矛盾であり、陥っている陥穽でもある。
　つまり現代医療が病気を診て、治すことに専念していること自体に、大きな問題が潜んでいるのである。このことは、病気を治そうとする余り患者の体調を崩してしまったり、体を壊すことになってしまったりする治療が横行しているのを見ても明らかなことである。

病気が治るイコール健康ではない。
自然に治ったのと、治療で治したのとは違う。

　お医者さんに病気を治してもらっているといった受け身では、人は決して健康にはならない。健康を手にすることはできない。感謝するのと医療への依存はまったく別物である。また、そのように仕向けている「依らしむべし、知らしむべからず」という医療サイドの姿勢にも大きな問題がある。
　治療する者は、ただ病気を治すのではなく、自然に経過させて患者を健康に導く治療技術を磨く必要がある。と同時に、自らが健康に活き

活き生きていなければならない。「我が如くあれ」と示せないようでは、人を健康に導くことはできない。

　人の体を解剖学的にみると、胸腔内に心肺あり、腹腔内に胃腸がある。されど、生きている胸には恋愛も借金もある。腹に一物あることもあり、恨みや悩み、諦め、信念がある。これを観えないと生きている人は分からない。生きている人をつかまえなかったら、治療ということを為すことはできない。

　医学という学問を修めるだけでは、病気は診断できても、生命を観ることはできない。生命を観ることができなければ、病気は治せても、患者を健康へと導くことはできない。
　この厳然たる事実に、現代医療に携わる医師たちはそろそろ気付くべきである。そして、科学万能の盲信から脱却して、生命に対してもっと謙虚に、真摯に向き合うべきである。

　以下は、現代西洋医学の始祖・ヒポクラテス（紀元前 460 ～ 377）の言葉である。

・健康を保つためには、自然とともに生きること
・心のうちにおこったことは必ず体に影響する
・人を愛すること、それが医術なり
・万物は共鳴する

平成 29 年 7 月 7 日

三角大慈　鍼灸医学を素問する Ⅱ

野口整体・鍼灸医学・現代医学を
世界で初めて統合

序

目次

第1章　技術以前の問題…11

技術と心…12

生きる力、生きていく力を信じる…13

自覚すれば治る働きが起こる…14

病む意味…16

バランス修復機能…20

体を整え、心を調え、生活を斉える…23

治療ということ…27

治療術…29

第2章　身体と波…31

身体のリズム…32

四季と身体…35

月の運行と身体…43

　特殊な時間治療…49

　顕幽の扉を開く治療──玄牝治療…51

　　肺がん（50代後半の女性）…54

　　子宮頸部異形成（28歳の一児の母親）…56

第3章　経穴…57

　ツボの科学的考察…58

　ツボはコンデンサー機能をもつ…64

　ツボを介した情報伝達経路…65

　腹にある土の作用…69

　腹にある第三の足…76

　貫通した一本の腸管…81

　腸と神経…86

　大椎についての考察…88

　一側、二側、三側…95

第4章　三つの体液…97

　三つの体液…98

　動脈は左優位、静脈は右優位…100

　リンパは左右と上下の四分割…102

　リンパ系は進化する余白を残している…106

リンパと免疫…109

脳脊髄液と重力…111

第5章　内分泌・自律神経・免疫…115

内分泌・神経・免疫…116

内分泌…120

副腎…123

甲状腺…128

背骨一側9・7・8操法…132

性腺…136

1・6水局…139

第6章　骨盤を核とした女性専用医療…143

審美医療…144

男女は異質…145

排卵日と月経…146

女性専用医療としての骨盤調整…148

美容鍼─顔の肌はエラだった？…154

恥骨調整…156

女性の更年期について…157

第7章　心音治療…161

心音…162

母と子の繋がり―絆…164

子供の育つを育てる心音治療…166

心音治療の症例…168

    多動の男児…168

    アトピー性皮膚炎の男児…169

妊娠中の母親の心音と生後13ヶ月に秘められた可性…173

オランダ飢饉出生コーホート研究…176

心音治療による胎生期治療の可能性…178

心音バンク…180

寝返りの新事実…181

妊娠5か月の心音を使った一症例…183

子供の病気について…184

子育ての目標…187

育児の注意点…190

おわりに…193

第1章
治療技術以前の問題

第1章　治療技術以前の問題

技術と心

　技術を伴わない精神論は「絵に描いた餅」に過ぎない。空理空論で、臨床の場において何の役にもたたない。しかしまた、精神を伴わない治療技術も味気ない。否、その弊害は大きい。巷には、俺にしか治せない、私だったら治せると思っている治療家は、実にたくさんいる。その弊害の最たるものは、患者を従属させてしまうことである。私の言うことを聞きなさいと、自らの支配下に患者を置いてしまう。

　健康はどこまでも積極的でなければならない。受け身では、真の健康を手にすることは断じて出来ない。治療に携わる者は、この事実を十分に理解するとともに、自らの戒めとしなければならない。何故なら、治療技術に自信のある治療家たちが往々にして陥り易い陥穽だからである。

　技術は所詮、技術に過ぎない。心が伴って、高い精神性が身について初めて治療技術が活きてくる。病に苦しむ患者を真の健康へと導くことができる。

　人の生命を扱う立場にある治療家は、高い技術を身につけることは勿論のこと、科学者としての高度な知性、宗教家や芸術家としての素養をも身につけねばならない。生命を扱うとはそういうことである。

生きる力、生きていく力を信じる

　人間というのは、実に巧妙かつ緻密につくられている。どんな環境にその身を置こうが、条件が変わろうが、それに適応する力を内在している。病気だと思っていることは、体の一つの変化に過ぎない。適応過程に過ぎない。静かに観察していれば自然と経過していく。生命の自然に順う。病むも、治るも自然の波である。

　患者をどのように観るのか。
　病人として見、庇わなくては弱っていく人間として見、病気は治さなくては治らないものと決めてしまって、熱が出たら、「さあ、大変、吐いたら止めなくてはならない」、「痛かったら止めなくてはならない」という前提で患者を観るのか。それとも、充分力の出せる働きを備えていると観るのか。
　治療する側の者の観たことがそのまま患者に反映する。それ故、患者のもつ生きる力、生きていく力を信じることが技術以前の一番大事なこととなる。それが出来ないと、目の前の患者はいつまで経っても弱い、庇わなくてはならない病人のままである。
　患者の中の力を観なければならない。生きていくという、その力を信頼しなくてはならない。生きている人を信頼できなくておっかなびっくり観ているようでは、人を治療する資格はない、あるいはその力がないと言って良い。

第1章　治療技術以前の問題

自覚すれば治る働きが起こる

　外界の刺激を刺激として感じると、それに対応する働きが起こってくる。そして、新しい条件に適応出来れば、身体はもっと丈夫になる。しかし、感じるということがなかったら、適応はおこなわれない。

　自覚すれば治る働きが起こる。例えば、熱や下痢、痛みなどが出るということは、治る働きが起こったということである。殊更、熱を怖がったり、痛みを嫌なものだと排除したりすべきではない。

　実際の治療においては、患者の感じる力が大事になってくる。治療しても何も感じない患者、少しも変わらないと言う患者は治らない。治る働きを起こさせるためには、患者に感じる力を誘導させる必要がある。

　そのためには、治療した後に改善症状があったかどうかを質し、**気づかせて、言葉に出させること**が大変大事になってくる。例えば、痛みが軽くなった、よく眠れた、何となくからだが軽くなった、寝起きがよくなった、便が大量に出た、尿がよく出るようになった、足が浮腫まなくなった等々。

　治療する度に、「何も変わらない」と常に言う患者が時折いる。こういった患者には、大きく分けて2つのタイプがある。「身体感覚が鈍いタイプ」と「意識が常に悪い方に向いているタイプ」、いわゆるマイナス思考タイプである。

　前者には、ショック療法が必要となる。ショックを与えて、身体感

覚を呼び覚ますわけである。

　後者は厄介である。意識が常に悪い方向を向いているので、治療で症状が改善しても、意識が常に悪い種を探し出す。そして、「あそこが悪い、ここが痛い」「少しも良くならない」と口にする。「良くなった」という言葉は患者の口からは絶対に出てこない。

　患者の治療後の言葉は、治療効果に大きく反映する。それ故、治療家は決してこのことを軽視してはならない。治療は施術して終わりでは決してない。いかに、患者の心理面を誘導するか、ここに治療家の真価が問われていると言っても決して過言ではない。

　また、治療家は患者本人が自覚する前に、良くなる前兆を感知することが必要とされる。その徴(しるし)は、皮膚や表情などに現れてくる。これらの変化を敏感に察知して、それとなく患者に良くなっていることを告げる。そうすることによって、患者から絶大なる信頼を得ることができる。

第１章　治療技術以前の問題

病む意味

　あるセミナーで、「現代医療で病気が治っても、それを健康とは言わない」と話したら、70代の男性がえらく感動したご様子。「目からウロコが落ちた」と。

　筆者としては、当たり前のことだったので、その男性の感動には少なからず驚いた。例えば、高血圧の人が降圧剤を服用して血圧がいわゆる正常範囲に落ち着いたら、それを多くの人は治ったと思うのであろう。糖尿病も同様だ。

　しかし、それはあくまでも管理された数値に過ぎない。薬の服用を中止したら、直ぐに元通りになってしまう。このような管理された現代医学的な「正常」を、即健康とは言わない。

　健康とは、どこまでも積極的なものである。管理された受身の状態を健康とは絶対に言わない。

　また、病気をしないことが健康でもない。風邪をひくような状態に体がなったら、風邪をひくようになるのが整った体である。健康体である。ひけないのは、風邪もひけないほどに「鈍い体」だということだ。

　人はなぜ病むのであろうか？

　この根本的な問いは、即治療にも反映してくる。なぜなら、「生きる力、生きようとする力が弱いからだ」と答えるなら、他から補い、保護するのが治療となるからである。

一方、「生命の力が強いからだ」と答えるなら、補い、保護する治療は必要がないので、否定することになる。「生命への絶対的な信頼」が、治療の原点となってくる。
　病気になる唯一の理由は、生きる、生きようとする力の強さにあると、筆者は考える。
　治す力があるからこそ人は病気になり、病気は治るのが当たり前となる。
　天候に例えるならば、嵐が吹くのは天候の本質が晴れだからである。もし天候の本質が嵐であるならば、晴れの日が再び訪れてくるはずがない。常に嵐であり、天候は荒れ続けているはずだ。このことを、中国では古くから「**天行健**」と捉えていた。

　最新の生物学が明らかにしたことは、「タンパク質の合成経路は一通りしかないが、分解経路は何通りもある」という事実である。つまり、生物は**壊すことの方が主である**ということである。生物はわざわざエネルギーを使って積極的に自らを壊しては、つくりかえているのだ。
　秩序は無秩序へ。形あるものは崩れる。エントロピー増大の法則である。生命現象は、この世界にあって、もっとも秩序ある仕組みである。
　エントロピー増大の法則は、この生命の上にも、細胞ひとつひとつまで容赦なく降り注ぐ。タンパク質を変性させ、細胞膜を酸化させ、ＤＮＡを傷つけている。

第1章　治療技術以前の問題

　少しでもその法則に抗うために、生命はあえて自らを壊すことを選択したのである。率先して分解することで、変性、酸化、損傷を、つまり増大するエントロピーを必死に汲み出そうとしているのである。
　生命はどこまでも積極的であり、常に破壊を伴っている。受け身ではなく、消極的でもない。家内安全、生活の安定などは幻想に過ぎない。安全・安定の裏には、常に破壊が潜んでいる。**破壊は再生への最短距離**である。

　わが国では、2人に1人ががんになり、3人に1人ががんで亡くなる時代になってきた。そんな中で、「もう医療だけに頼ってはいけない。自分の健康は自分の手で」という潮流が、少しずつではあるが、確実に起こってきている。
　それを予防医学・未病医学と言っている人たちがいる。筆者は予防医学・未病医学では消極的だと考える。何故なら、未病という考え方は病気を恐れているからである。
　これからの時代は、**病気の活用**である。その最たるものが、風邪の活用である。風邪を自然に経過させると、心身ともにリフレッシュする。丁度、台風が去った後のあの清々しい感じだ。
　薬や注射で症状のみを取り除く風邪の治療を続けると、心身は次第に壊れていく。そして、身体感覚は麻痺してしまう。この麻痺が恐い。悪いものを悪いと感じなくなった結果、がんという病気の増加につな

がる。

　そろそろ私たちは気付くべきである。病気が治るイコール健康ではないという事実に。
　私たちはただ単に病気が治ることを願っているのであろうか？否、私たちが願っていること、それは健康である。自らの人生を全うするために、人は健康を願うのだ。しかし、真の健康を知る人が余りに少ない。

　人は弱いから病むのではない。
　生命の本質が健(すこ)やかであるからだ。
　病む力の中に健康への復元力があるからだ。
　病は生の安全弁であり、自然の健康快復法である。
　このことを悟らずに病んでいることを、病に病むという。
　病む限り病は続く。
　真の健康への近道は病の活用にある。

第1章　治療技術以前の問題

バランス修復機能

　生命は時間の中に生まれ、時間とともに去り、
最後は「無」に帰る。
　物理学的には、生命現象はバランス現象として捉えることができる。生きているとは、常にバランスがとれている状態を言う。
　しかし、バランス現象は物理学的に多くの難問を含んでおり、最後の最後には、未だ解決されていない「場」の問題にまで言及しなければならなくなる。簡単には、バランスという言葉は使えないのである。
　バランスはアンバランスに居住しており、バランスの奥には常にアンバランスがある。そして、バランスの裏にあるアンバランスには限界がある。
　バランスの許容範囲、ブレの許容範囲である。
　分かり易くバネに例えてみると、バネには弾性界限がある。その範囲内において、バネは引き伸ばされれば必ず元の位置に戻る。しかし、無理やり強く引っ張って、一端その弾性界限を越えてしまうと、バネは伸び切ったままで元の位置には戻らなくなってしまい、バネのもつ本来の機能は破壊される。
　バランスの許容範囲において、アンバランスは常にバランス回復の方向を向いている。時には、今あるバランスを意図的に壊して、より高度なバランスを獲得することもある。

バランスとアンバランスを繰り返している生命現象において、最も大事なことは、正しくバランスがとれていることにある。言葉を変えれば、正しくバランス修復機能が働いているか否かである。

　では、正しくバランス修復機能が働いていないとは、どのような状態をいうのであろうか？
　「**見せかけのバランス**」である。
　愛情が深過ぎるが故、わが子を駄目にする母親を時折見かける。これと同様の弊害が身体にもある。
　身体のもつバランス修復機能が、余りに強いが故に生じる「みせかけのバランス」である。
　身体のもつバランスを維持する力が、あまりに強いために、身体はその場で倒れたり、寝込んでしまったりしないで、部分的かつ局所的に応急処置をしてしまう。一時的には、こうした応急処置は正しいが、長期に続くと、ついには生命の根幹であるバランス修復機能そのものが狂ってしまう。
　異常を異常として感知しないで、あたかも健康であるかのように身体が振舞ってしまう。風邪も引けない麻痺した身体になってしまう。こういう人は、往々にして突然死する。そして、周囲の人たちは言う。
　「あんな健康だった人が何故？」
　妻は言う。
　「風邪ひとつ引かなかった主人がどうして？」

第1章　治療技術以前の問題

　「みせかけのバランス」を引き起こす原因として、過食、過剰なストレス、過労、偏った部分疲労、冷え等々がある。また、腰痛や下痢、発熱、鼻水、咳といった症状を安易に薬や注射などによって抑え込んでしまう現代医療の対症療法にも大きな問題が潜んでいる。

　風邪は、身体の歪みが大きくなってその許容範囲を超えてしまった結果、バランスを修復するために生じる不随症状に他ならない。

　身体は発熱、鼻水、咳といった症状を出すことによって壊れたバランスを取り戻そうとしているわけである。こういった症状を、注射や薬で無理やり抑え込んでしまう対症療法を長期に繰り返していると、いつしかバランス修復機能そのものが狂ってしまう。

身体を整え、心を調え、生活を斉える

　病気を治すには、病んでいる本人が日々の生活を営む場において「身体」を整え、「心」を調え、「生活」を斉えることが不可欠である。

　まずは、身体について述べてみる。発病の背後には、必ず原因となる身体の異常が存在する。一見、健康に見える人でも、背骨の一部に異常が生じると、そこを起点として病気のスイッチが入る。

　つまり、「身体」から病気を捉えると、背骨とか身体のある処にシコリとか硬結（こうけつ）（本来やわらかい組織が、病的に硬くなった状態）があることが分かる。そして、この異常カ所が病気を誘発するとともに、病気が自然と経過するのを妨（さまた）げる。分かりやすく言うならば、シコリや硬結によって身体のもつ自然治癒力にロックがかかるのである。

　身体は、常に身体の異常を正常に戻そうと働く。リセット機能を内在している。しかし、その機能にロックがかかってしまうから、病気が自然に経過して治癒に至らないのである。ここに、なかなか病気が治らない大きな原因がある。

　身体の或る処にロックがかかることによって、それに関連した機能に異常が生じる。腰痛や肩こり、頭痛、めまい、月経不順、冷え性、便秘、更には自律神経やホルモン、免疫機能の低下などが生じてくる。この異常か所を修復する技術をもたない現代医療では、身体を整えることはできない。薬で症状を押さえ込んでも、身体そのものを整えたことにはならない。

第1章　治療技術以前の問題

対症療法を得意とする現代医療では、
本質的に身体を整えることはできない。

「心」を調える治療として、心理カウンセリングや薬物治療などが、現代医療では主流となっている。筆者は、心の問題は理性に働きかけるよりも身体からアプローチした方がより効果的であると考える。とくに女性の場合は、骨盤を整えることによって心を調えることが、比較的簡単にできる。心身一如と言われる所以である。また、野口整体特有の背骨一側の治療があるが今回は省略する。

「生活」を斉(ととの)えるには、まず何と言っても家計を安定させることである。次に大事なものが食である。最近では、とくに食からくる病気が多くなってきているので、食事の問題がたいへん重要になる。

しかし、食の問題ほど多くの情報が氾濫しているものは他にない。果物、生野菜は体には毒だという人もいれば、積極的に摂りなさいという人もいる。肉はよくないという人もいれば、しっかりと動物性タンパクを摂ったほうがいいという人もいる。日本人の平均寿命が戦後に延びたのは、豊富な動物性タンパクが摂れるようになったことに起因することは間違いない。

諸説入り乱れている一番の原因は、**食事と身体との係わり合いの欠如**、無理解にある。つまり、身体的特徴によって人それぞれに適

した食事があるということである。一律に身体に良い食べ物などない。時と場合によっても違うし、その人に適した食べ物は何かという考え方が大事である。

　食事指導の原点は、お腹が空いたら食べる、である。何を食べるとか、カロリーはこの後からくる問題である。

　食べ物を消化吸収するため、胃腸の粘膜にかかる負担には、私たちの想像を絶するものがある。過剰なエネルギー、労力が必要とされる。それ故、胃腸の粘膜は数日間で剥がれ落ち、新しい粘膜に生え変わる。

　1回の消化吸収で胃腸の粘膜は少なからず傷つく。その傷ついた粘膜を修復する働きが最高に強くなるのが、空腹の時間帯である。だから、空腹感を感じない食習慣をもつ人の胃腸粘膜は炎症を起こして傷ついていることが容易に想像できる。大腸内視鏡で世界的に有名な新谷弘実先生が言うところの「腸相（腸の相）」が悪くなっている。

　傷ついた腸管壁は、普通では吸収しない高分子タンパクのポリペプチドなどを吸収してしまう。その結果、アレルギーをはじめいろんな病気が引き起こされる。これらをリーキガット症候群（腸管壁滲漏症候群）と言う。

　糖尿病、心臓病、肝障害、脳卒中、妊娠中の障害、肥満といった疾患までもが、この腸管壁滲漏と密接な関係があると、最近の現代

第1章　治療技術以前の問題

医学は言っている。

　空腹は胃腸薬の中でも最たる妙薬である。いかなる薬もこの空腹に勝る薬効はない。空腹は内臓力の源泉である。空腹を味わうことのできる人だけが、内臓力を維持できる。いかに内臓が強い人でも常に腹いっぱい食べていると、いつしか内臓は弱っていく。
　お分かり頂けたであろうか。いかに空腹が私たちの健康にとって大事かを。
　常にお腹いっぱい食べ、空腹感を感じない身体がいかに健康を害し、危険であるかを。
　お腹が空いたら食べることを実践していると、お腹いっぱい食べると苦しく、苦痛であることが、次第に分かるようになってくる。ここまでは比較的簡単に誰もが体感できるようになるが、問題は次の空腹の快感である。
　空腹の時は、気持ちが良い。身体は軽いし、頭はスッキリしているし、心も晴々としている。
　常にお腹一杯に食べている人は、このことを体感することがたいへん難しい。その理由は、お腹の硬さにある。お腹が風船みたいに柔らかくないと、空腹の快感を実感できないのである。
　空腹の快感が分かるようになると、体が要求する、栄養を満たす食べ物を食べたくなってくる。自分の食べたいものが、即体の栄養となる。頭で覚え考える栄養学が不要となってくる。

ここに来て初めて食を楽しむことができる。食道楽の資格を取得したと言える。
　「たいへんな食道楽なので、糖尿病になってしまった」というようなことは、本来ないのである。

治療ということ

　治すということは、病気の症状を取り去ることではない。
　身体の要処要処の異常を調整する。そのことにより、病気がスムーズに経過できるようになる。身体を整えて経過を待つというのが順序である。
　身体はもともと治る力を内在している。歪みをリセットする力をもつ。
　そのため、病気の経過を邪魔しているロックを外してやればいいのである。そうすれば、治す力がはたらきはじめる。
　病気は身体の調整作用としてある。故に、これを活用することが大事である。

　最近の病気に対する考え方は、病気は恐いものであり、一刻も早く治してしまわなければならないというものである。
　人間が生きていくうえでの身体全体の動き、さらに身体の自然というものを無視している。

第1章　治療技術以前の問題

　仕事のために早く頭痛を治す、仕事のために急いで下痢を止めるというようなことばかりをやっている。そのことにより、身体の自然のバランスがだんだん失われ、風邪をスムーズに経過しにくい人が多くなってきている。

　「自然に治った」のと「治療で治した」は違う。

　早く治すというのが良いのではない。遅く治るというのが良いのでもない。
　その身体にとって、自然の経過を経ることが望ましい。できれば、早く経過できるような敏感な身体の状態を保つことが望ましい。
　身体の弾力性という観点から人間の身体を考えると、風邪は弾力性を回復させる絶好の機会になる。不意に重い病気になるというのは、身体が鈍って弾力性を欠いた結果に他ならない。

　人の生きているということには、絶えず建設と破壊がともなっている。
　治療するということは、建設することだけではない。**破壊もまた治療の一つである**。破壊を治療に応用できない者は、治療ということを真に知らないと言える。

治療術

　風邪で死ぬ体がある。肺炎でも何ら問題なく経過する体がある。

　風邪が軽く、肺炎が重いのではない。体の問題である。

　まず、体を見て、体を保っている裡なる働きを知らなければならない。

　治療術の秘伝は、鳩尾を虚にして、丹田を実にし、その息が鳩尾でつかえず、丹田にておこなわれるように導くことにある。

　これをもって、心身が調和される証となる。

● 体の波を知ること

　高潮と低潮の波が、4週または8週で交互する。

　高潮の時、刺激に敏感で、反応を現すことが大きい。低潮の時、外から加えられる力に動かされやすく、反発は弱い。

　激励は高潮に有効。低潮は説得が良い。

　低潮の下痢は高潮の下痢と同一視してはいけない。熱や咳もまた同じである。

● 排泄を促進させる

　排泄すべきものを全うできないから、人は老い、死す。

　大小便、発汗、嘔吐、発熱を誘導して、再建を促す。

　壊すことは築くことである。反発の力を呼び起こすように、上手に

壊すことが治療である。しかし、低潮の底で壊してはいけない。

特に、閉経後の女性、還暦後の男性には排泄を促進させる治療は不可欠である。

排毒の過程では、皮膚の痒みや発疹、吹き出物、下痢、痛み、吐き気、咳、発熱、下痢、全身の疲労倦怠感、体臭、鼻汁、胃のもたれ、動悸などの反応が起こる。

病気が重ければ重いほど、これらの症状を繰り返しながら体は次第に回復していく。

排毒が一段落すると体内の免疫力が高まってくる。「**表情が穏やかになる**」「**肌が白く、きれいになる**」「**足が温かくなる**」といった変化が共通して見られる。

野口整体では、身体が整うまでに、「3つの反応時期を経過する」としている。

1．弛緩反応
　　眠い・怠いなどの反応。
2．過敏反応
　　痛みなどの反応。
　　特に古傷が治りきれていない場合は、その部位に痛みが出る。
3．排泄反応
　　咳、鼻水、熱、下痢、嘔吐、吹き出物等々。人によって異なる。

第2章
身体の波

身体の波

　身体には、様々なリズムがある。24時間の昼夜リズムと25時間の潮汐リズム。日リズムと年リズム。睡眠における90分のリズム。

　犬でも猿でも人間でも、延髄を持った動物は16のリズムを持っている。

　16秒の外に25秒のリズムもある。今際（死に際）の際のいびきがそうである。脳溢血の時の今際のいびきは、その典型である。

　神羅万象の硬組織には、24時間の周期が濃淡さまざまに刻印されている。人間の歯、髪の毛、爪も、当然24時間の周期が刻印されている。

　歯の日輪構造には、さらに7日の周期がある。

　脱皮を行う動物のからだにも、7日を一つの周期とする刻印がある。

　人間の女性の身体も、7日で動く波が極めて明瞭に現れている。月経は、月の影響下にある7日で動く波そのものである。

　整体創始者野口晴哉(はるちか)は、身体の波を周期律特性として以下のように述べている。

※

　体の波とは、人間は周期的に、その運動状況に緊張傾向が濃く現れるときと、弛緩傾向が濃く現れるときとがあり、このことを体の波

という。緊張傾向の濃いときを高潮、弛緩傾向の濃いときを低潮という。

　同じような失敗でも、低潮時には「もう駄目だ」と思い、高潮時には「何くそ」と思う。体だけではなく、心の動きもその影響を受ける。そういう波の周期は５週から７週の間隔で繰り返す。

　また女の身体に繰り返される排卵も、この波の現れの一つである。この周期は４週または５週であるが、それが２、３回目に強かったり弱かったり、長かったり短かったりする。これらは波の影響である。

※

　その人が低潮であったときの発病と高潮であったときの発病では、同じ人の同じ病気であっても、かなり違ったものになるとも、次のように指摘している。

※

　身体の波の周期は個人的なもので、人によってかなり異なるものだが**身体の丈夫な人は高潮期が長い。小児は低潮期が短い。**寿命が少なくなるほど、低潮の度は甚だしいが、それでも最後の瞬間まで、高低は繰り返す。

　高潮は人のエネルギーの波の、緊張する傾向を常に保ち、低潮は弛緩する傾向を招く。楽を求めたときは低潮の徴、骨おってみたくなるときは高潮の徴。低潮の極は逃避である。死にたくなる。高潮の極は破壊、突き進んで苦を苦とせず突進する。高潮期は裡によって支配し、低潮期は外によって支配される。

第2章　身体の波

　この高低の波は、大なるは 81 週続く。その中に中の波がある。小なる波は一日のうちに高低がある。中の波は、週で交互する。人によって差がある。同じ人でも時によって差がある。人のエネルギーは常に月の影響を受け、週によって変化する。

　罹病は低潮の時である。発病は高潮の時である。高潮の発病は裡に残るものはない。それ故、無事に経過する。しかし、**低潮の発病は、内攻しやすい**。

　高潮の発病は経過して強くなる。低潮の発病は経過して疲れる。高潮の無理は、低潮期になって異常を生ずる。**低潮の無理は、高潮期になって異常を現す**。それ故に、異常を観るときはいつもエネルギーの動向より観ることが大切である。

　高潮時は刺激に敏感である。反応が大きく現れる。低潮期は外からの刺激に動かされやすく、反発は弱い。同じ下痢でも、低潮の下痢と高潮の下痢を同一視してはいけない。熱や咳もまた同様である。

※

四季と身体

　春夏秋冬と四季は巡る。

　なぜ、季節は巡ってくるのであろうか？　考えてみれば不思議なことである。冬の次には必ず春が巡ってくる。春の後に冬が来ることはない。

　その理由は、**地球と月、太陽の三つ巴の関係**にある。地球・月・太陽が三つ巴になって揺らいでいるからである。揺らいでいなかったら春夏秋冬は巡っては来ない。揺らぎにこそ、季節の秘密が隠されている。

　私たちの身体は四季の変化に対応して変化し、バランスを保っている。春になると、春の身体になって生きることの最適化を図っている。それ故、四季に対応する身体の変動を理解することは、治療においてもたいへん重要になってくる。

　五臓は四季と対応している。春になると肝の気、夏は心の気、秋は肺の気、冬は腎の気が旺盛になる。しかし、五臓の中心に位置する脾は四季に関わらず常に旺盛である。「**四季脾旺**」である。

　後天の気を司る脾は、常に旺盛でなければならない。他の臓器のように春だけとか、夏だけが旺盛では、他の臓器の働きが十分に機能しないからである。それはまた、脾が他の臓器の働きを保証しているとも言える。

第 2 章　身体の波

● **春**

　春は草木が芽吹き、成長を始める季節である。五臓では肝の気が旺盛になってくる。身体が大きく変動するときであり、躍動するときでもある。それ故、的確な治療をおこなうと効果覿面(てきめん)である。

　身体から捉えると、2月頃になると、身体に春の変化が起こる。冬の間は寒さから身を守るためにぎゅっと固めた身体が脱力し、リラックスした状態になってくる。体表の気の流れが強くなり、皮膚の代謝が活発になり、皮膚に湿り気を感じるようになる。

　春の目覚めは、まず後頭部から始まる。
後頭部（盆のくぼあたり）が開く。
　　↓
肩甲骨が開く（肩甲骨が弛み、内側へ寄ってくる）。
　　↓
そして、骨盤が開く。開き上がる。

　これら後頭部、肩甲骨、骨盤の一連の変化は、2月から4月にかけて**右側**から起こる。

　3月は**排泄**の時季である。食べ過ぎないことが大事である。秋や冬の食べ過ぎより体への影響は大きい。冬の間に溜め込んだ皮下脂肪や余計なものを、春になると体外へ排泄する。その際、下痢になるこ

とがよくある。丁度、野山に積もった雪が春になると解けて雪解け水になるのと相似である。

　それ故、春先の下痢は薬で止めてはいけない。下痢にならない場合は腰痛が起こる。春の腰痛には、下痢を誘発させる働きが隠されている。つまり、腰がストッパーとなって下痢にならずに腰痛が起こっているわけであるから、腰痛をうまく治療すると腰のストッパーが外れて下痢が起こり、冬に溜め込んだ体内毒素が排泄される。

　3月は「三寒四温」と言われ、暖かい日と寒い日が交互にやってくる。既に右側が弛みつつある身体は左側も弛もうとしてくる。しかし、急に冷え込んでくると、なかなか左側が弛まない。うまく脱力することがポイントとなる。とくに、左側の骨盤と肩甲骨の緊張を弛めることが重要である。

● **梅雨**

　梅雨は息苦しい。それは湿気が皮膚を閉ざし、そのために皮膚呼吸が自由に出来ないからである。心身ともにどんよりする。発汗は筋肉を弛め柔軟にする働きをもつ。さらに公害物質とかアルコールや薬物など、中毒を引き起こしかねない毒素を積極的に排泄する働きをもつ。また、精神毒も汗から排泄できる。だから、汗の出の悪い体は、壊れやすいし疲れやすい。

　とりわけ首の汗を内攻させると怖い。右側の首を冷やすと、頭の血

第2章　身体の波

が降りなくなって脳充血になり、脳溢血の因となる。逆の左側を冷やすと、脳貧血になり、脳梗塞や脳軟化症の因となる。

　高血圧だけがこれらの要因ではないということを、治療に携わる者は理解する必要がある。

　蒸し暑い梅雨を快適に過すには、皮膚呼吸を旺盛にしなければならない。梅雨時に、水虫をはじめとした皮膚病が増えるのは、皮膚呼吸が妨げられるからである。皮膚というのは、心理的な変化に対して、最も敏感な器官であり、恥ずかしくなれば赤くなり、嫌悪感があると鳥肌がたち、怖いことがあると青くなる。

　特に、子供の皮膚病は母親の不安が強く影響してくる。例えば、アトピー性皮膚炎の子供に母親の不安が加わると子供の皮膚の状態はなかなか改善されない。母親の不安に感応して、子供はますます不安を募らせるからである。

　6月は、汗をかきやすい体へシフトする必要がある。そのためには、発汗中枢である**胸椎5番**と**腎臓**の調節が不可欠である。腎臓は冷えに敏感で、冷えると身体がだるく、浮腫む。肘と膝の気の流れと腎臓の気の流れは連動しているので、この部分を冷やさないことは大事である。肘は寝ているときに冷えやすく、冷えると眼も疲れやすくなってくる。

● 夏

　夏は草木が最も生育する季節である。五臓では心の気が旺盛になってくる。心身を開放させるときである。また、**心臓疾患を治す好機**でもある。

　夏は胸が放熱器として働きはじめる季節である。体が弛み、胸が熱をうまく外へ放出することが出来れば、気温が高くても余り暑苦しさを感じない。ところが、冷房によって体が冷えたり、食べ過ぎや飲み過ぎでお腹が冷えて疲れていたりすると、鳩尾部(みぞおち)が張ってしまい、途端に放熱がしにくくなってしまう。

　梅雨から夏への移行期に当たる７月。この時季は、胸を開き、鳩尾部を軟らかくすることに尽きる。簡単に言うと、野外で思いっきり汗をかいて、エネルギッシュに体を開放させることである。これを邪魔するのが、身体を冷やすことである。

　夏真っ盛りの８月。夏の身体は、胸が柔らかく、熱を発散しやすい状態になる。野外で思いっきり汗をかくことである。そして、冷たい飲み物の過剰摂取や冷房などで身体を冷やさないことが肝要である。

● 秋

　秋は花が実を結ぶ収穫の季節である。五臓では肺の気が旺盛になってくる。湿度が低くなり空気が軽くなってくるので、心身ともに爽快感を味わうことが出来る。誰もが詩人になる。枯れ葉や落ち葉に心を動かし、メランコリーな気分になる。

9月になると、朝晩の冷え込みが目だって強くなってくる。それまでは汗を出すことによって新陳代謝を促がしていたのが、皮膚が引き締まってくるため出づらくなり、その分小便に頼ることになる。

しかし、発汗による筋肉の弛み方に比べると、小便では量的にも質的にも間に合わない。そこで風邪をひくことによって、まとめて発汗させる必要が生じてくる。子供が秋になるとすぐに風邪をひくのは、この変化に身体が敏感であるからである。

この時季は、身体には夏の疲れが残っている。日焼けや発汗による塩分不足なども夏の疲れの一つである。**9月にひく風邪は、夏の疲れの清算という意味合いがある**。また、これからの季節へ向けての適応という意味でも、風邪はたいへん大切なものとなる。朝晩の冷えに対応しきれないような夏の疲れを引きずっている身体は、この時季に風邪をひくことによって夏の疲れを清算するわけである。

秋口になると、塩分の補給もかねて、温かい汁物を少しずつ摂る。10月になると、冷えもそろそろ本格的になってくる。体温の放散を防ごうとして皮膚が引き締まり、骨盤も引き締まってくる。春に**右側**から弛んだ体は、寒くなっていく時季は**左側**から縮んでくる。

11月は脳溢血の最も多い季節である。その遠縁は梅雨の頃にある。梅雨は湿気が高く蒸し暑い。汗が出るのにその汗が出きらずに皮膚を覆っている状態が冷えに繋がる。そこに冷房が追い討ちをかける。

本来であれば、夏の暑さで梅雨に停滞していた汗がどんどん出て

いって、この冷え現象を解消するのだが、冷房によってますます汗が出ないまま皮膚が強張ってしまう。

　若いうちは皮膚に弾力があり新陳代謝も活発であるから、ちょっと外で体を動かすと、停滞していた汗もさっと出てしまう。歳をとると、それがスムーズにいかなくなる。

　高齢者が首の汗を冷やすことになるときは、とくに注意が必要である。夏の間に汗を出し切れなかったときは、首が弛んでいないことが多い。そこに、秋を過ぎた頃に冷たい外気があたり、首が冷えてしまう。その首にかいた汗が冷えることが、脳の血行異常がつながりやすいのである。

　11月は冷えと同時に、乾きが本格的になってくる。9月、10月は、温かい汁物を摂ることが大事であるが、寒い冬本番になると生水を飲むことが重要になってくる。

● 冬

　冬は貯蔵する季節。分かりやすい例えをするならば、栄養やエネルギーを蓄えた土中の種が、春の発芽をじっと待つ姿である。五臓では腎の気が旺盛になってくる。

　冬の身体は、**冷え**と**乾き**の両面で捉えなければならない。ただでさえ空気が乾いているのに、温風暖房によって体はより一層乾いていく。加湿器などで湿気を補っても、体の乾きは変わらない。

　冷えと乾きを取り除いて、身体の水の循環を整えることが大事であ

る。乾きに対しては、とにかく生水を積極的に摂ることである。初めのうちは、小便が近くなってくるが、それでも飲み続けていると、1週間前後で小便の回数が減り、1回の尿量が増えてくる。

　水分を最も必要とするのは粘膜である。まず、鼻の粘膜が影響を受ける。鼻がつまる、鼻水が出る。

　そして、眼の粘膜が乾く。眼の粘膜が乾くと、眼が疲れてくる。眠っても眼の疲れが抜けないから目覚めが悪く、起きても眼だけがショボショボする。冷たい空気に曝されると涙が出てくる。

　そして、呼吸が浅く、速くなる。

　乾きを感知出来ないままの状態が続くと、身体はのどの渇きを訴えなくなる。鼻粘膜が乾き、眼が乾いた段階で、身体の乾きを感じ取って水を摂っていれば事足りる。

　しかし、その重要性に気付かず、水の補給を怠っていると、身体は水の循環を停滞させることで、水分が奪われるのを防ごうとする。

　すると次第に、身体を動かしたり、ものを考えたりすることが億劫になってくる。これは代謝機能を低下させることによって、水の循環を小さくしようとする生理的な現象である。

　この時期に大切なのは、水である。通常一日に1リットル以上、あるいは2リットル飲んでも構わない。

月の運行と身体

　四季の変化とともに、私たちの身体は月の運行とも密接に関係している。満月、新月、それに自分が生まれた日の月齢も密接に関係している。

　私たち人間はもちろんのこと、地球上に生息するすべての生き物は、太陽とともに月の影響を強く受けている。

　例えば、竹細工などは、新月に切った竹を使うと、腐れにくく長持ちする。それは、新月のときは竹の中の水分量が最も少ないからである。

　満月のときの竹を使うと、水分量が多いので虫に喰われ、また腐りやすくなる。昔の職人はこのことを熟知しており、経験知として師から弟子へ口伝で伝えられた。

　満月には交通事故や犯罪が高くなるというデータがある。また満月前と新月後には、地震が多発するというデータもある。男女の性別では、男性よりも女性の身体の方が月の影響をより強く受けている。それは女性特有の月経から容易に推測されるであろう。

● 満月

　体内の水の循環は、満月にその勢いが最高に達する。満月の後は次第に衰退していく。

　水の循環が高まるということは、火が燃え盛るということでもある。

何故なら、水は火とともに動くからである。火なくして水は動かない。否、動けないのである。

　満月前後には、体内の過剰な熱や停滞した邪気、毒素を抜く治療が出来る。その治療部位の一つが首である。

　治療原理は、3・8木局と2・7火局にある。

　まず3・8木局させて首の太極の壁を破り、開く。

　その後に、2・7火局させて熱や邪気、毒素を抜く。

　治療の翌朝に、大量の臭い便や色の濃い尿を排泄する人がいる。多くの寝汗をかく人もいる。会社を遅刻するほど熟睡してしまう人もいる。人によって反応は様々である。

　首以外では、仙骨で反応を起こす治療が出来る。

　大量の大小便の排泄がある。体が異常部位を知覚することにより、新たに痛みや違和感を生じる。

　例えば肝臓であれば、右側の背部や悸肋部（きろく）（上腹部の左右の肋骨弓下の部分）に痛みや違和感を訴える。月経不順のひどい女性ではよく足首に痛みを訴える。

　そして、反応部位を治療すると症状は一気に改善される。10年来のひどい月経痛、月経不順などが、足首に痛みが出ると劇的に自覚症状は改善される。

　治療部位は、仙骨の八髎穴（はちりょうけつ）である。副交感神経の反応を誘導する治療なので、ハリは浅く刺す。

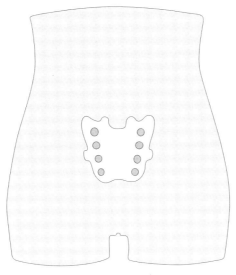

図八髎穴

第2章　身体の波

● **新月**

　体内の水の循環の勢いは、新月に最も衰退する。当然、火の勢いも最も低くなる。

　満月を高潮期の頂とするならば、新月は低潮期の底となる。

　新月前後の反応は、心理面、潜在意識の反応が主体となる。身体上の問題も、深層部のことが多くなる。治療は複雑で、難しい。

　満月前後の反応は、身体上の反応が主体であり、排毒するのに好機である。身体上の問題も、表面的なことが多い。

　がんを始めとした難病の治療では、新月前後の「反応を起こす治療」が功を奏することがある。治療部位は、仙骨の八髎穴である。

　子宮頸がんの女性（27歳）のケースでは、本人がビックリするほどの大量の大小便の排泄や発汗、それに膣からの帯下（おりもの）があった。新月前の「反応を起こす治療」の直後のことである。

　その後の血液検査で、腫瘍マーカーが正常になり、担当医がビックリしたとのことである。

　新月前後の仙骨の八髎穴の治療は、うまく使いこなせるようになると治療効果は一気に高まる。

　目の前の患者の問題点が浮き彫りにされるので、反応によって治療が組み立てられるようになる。排泄を高めるのか、首に問題があるのか、肝臓の治療を優先させるべきか等々。

　また新月直後は、衰弱した身体にエネルギーを注入する好機でも

ある。

　衰弱した身体にエネルギーを注入するには、仙骨の八髎穴以外に左天宗、胸椎8番、胸椎9番、胸椎11番の二側。

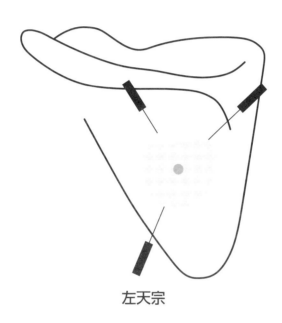

左天宗

更に、肺の機能を促進するために肩甲骨の際のツボ（阿是穴）を左右6穴とり、肺呼吸を活性化させる。

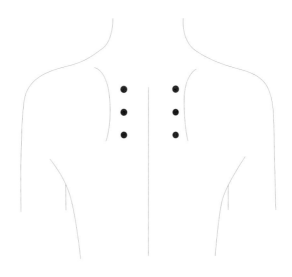

特殊な時間治療

　私たちが生存している三次元空間を「現世（うつしよ）」と形容するならば、子宮の三つの膜（羊膜、絨毛膜、子宮内膜）によって隔てられた妊娠中の子宮空間は「幽世（かくりよ）」となる。この薄い膜で隔てられた二つの世界では時間の流れが大きく異なっている。胎内では、およそ270日間で生物進化38億年を遡ると言われる。

　実世界の270日が胎内では何と38億年・・・、胎内世界はまさにタイムマシーンにでも乗ったかのような摩訶不思議な神秘的世界である。

　出生後、胎内の胎児の時計遺伝子［chrono（クロノ）］のスイッチは何時どのタイミングで切り替わるのであろうか？

　子宮の三つの薄い膜（羊膜、絨毛膜、子宮内膜）が破れた時か？赤ちゃんが母体の産道を通り抜けた時か？臍帯が切断され、母子が切り離され別個の個体になった時か？

　私は、臍帯が切断され母子が切り離され別個の個体になった時と考える。その際、時計遺伝子はその時の月や星座の運行の影響を強く受ける。ここに、占星術の神髄が隠されているのではないだろうか。

第2章　身体の波

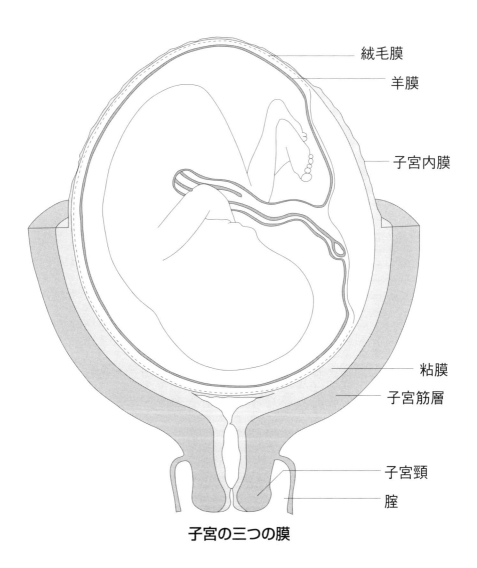

子宮の三つの膜

顕幽の扉を開く治療──玄牝治療

　出産が近づくと、まず子宮の三つの膜が破れて破水が起こる。そして、母親の産道を回転しながら胎児は生まれてくる。出産直後には母子は臍の緒で繋がっており、臍の緒は未だドクンドクンと脈打っている。このドクンドクンと脈打っている臍の緒にこそ、幽と顕との間にある扉の秘密が隠されている。

　つまり、母子はまったく別個の肉体であるが、両者はドクンドクンと脈打っている臍の緒と直接的な繋がりを持っている。筆者は、ここに顕幽の扉を開く治療のヒントが隠されていると考えた。

　そして、誕生したのが妊娠直後の母親の心音を使った「玄牝」治療である。月に一度、出産直後の月齢にしかできない特殊な治療である。例えば、満月に生まれた人であれば、満月のときにおこなう。つまり、母親の胎内という「幽」と「現世」が繋がった特別な日である。

　「玄牝」治療は体内毒素の排泄に特化した治療法である。何十年という長きにわたって体内の奥底にこびり付いた毒素、通常の治療では排泄されない毒素を女性の膣から体外へ排泄する女性に特化した女性のための起死回生の最後の妙法である。玄牝については、古く中国の老子道教の中に次のように記されている。

　　谷神は死せず。是を玄牝と謂う。玄牝の門、是を天地の根と謂う。
　　綿々として存ずるが如く、之を用うれば勤せず。

第2章　身体の波

　玄牝治療の取穴のヒントは、「衝脈・任脈・督脈はともに胞中におこる」という奇経8脈の任脈・督脈・衝脈の特殊性にある。

　任脈は、督脈・衝脈とともに、胞中におこり、下って会陰部の会陰穴より、前に廻り陰器（性器）を循り、腹部に上がり、恥骨上縁中央の曲骨穴
　　……
　督脈は、任脈・衝脈とともに、胞中におこり、会陰穴にでて、陰器（性器）を循り、後に廻り肛門を循って、尾骨端の長強穴より……
　衝脈は任脈・督脈とともに胞中におこり、深部の一脈は背裏を上行し、五臓六腑を循り五臓六腑の海となる。浅部の一脈は、気衝穴に出て……

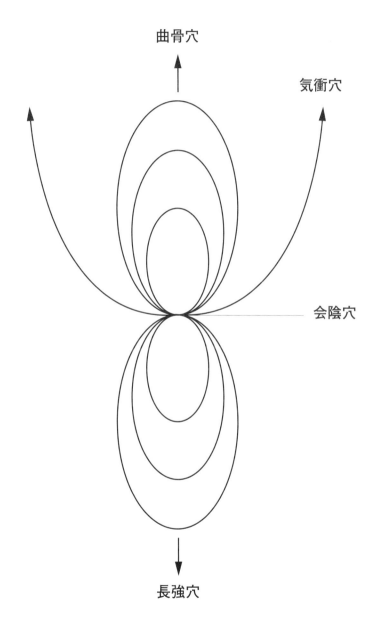

第 2 章　身体の波

● **肺がん**（50 代後半の女性）

　平成 20 年に、初期の腺がんと診断。放射線治療のみで、抗がん剤や手術はおこなっていない。主訴は疲れやすく、便秘など。平成 24 年 4 月に当院を受診する。

　治療は漢方薬と鍼治療で、特に食事指導はおこなっていない。初診から 1 年過ぎた頃からは、漢方薬と月に 1 回特別な日におこなう「玄牝）」治療のみ。「玄牝」治療は、平成 25 年 5 月から今現在に至るまで仕事の都合でできない月以外はほぼ毎月おこなっている。今現在、疲れやすさはまったく消失し、肌つやも良くなり、元気に仕事に精を出している。

● **子宮頸部異形成**（28 歳の一児の母親）

　6 年前、子宮頸部異形成を指摘される。細胞診の class 分類ではⅢa。がん化するから、早めに子宮頸部円錐切除術を医師から勧められ、両親も強く手術を希望むが、本人が強く拒否する。

　平成 26 年 12 月から玄牝治療を 3 回おこなう。1 回目の治療後、膣から大量の帯下が排出される。よく眠れ、大量の便も排泄される。下腹部から鼠径部にかけてのアトピー性皮膚炎による強い痒みと赤くただれた湿疹も同時に消える。

　2 回目は、平成 27 年 3 月におこなう。治療後、大量の寝汗、前回同様に大量の便も排泄される。帯下は初回ほどではなかった。ちなみに、発汗は、大小便で排泄できない体内毒素を体外へ排泄する最

後の砦である。最近とくに、薬をはじめ食品添加物などの脂溶性の有害物質が大量に体内へ摂り込まれるので、この発汗機能はたいへん重要である。

　3回目は平成27年5月におこなう。初回同様に、大量の帯下と排便。

　平成27年7月に、某大学病院で細胞診おこなう。異形成が消失して正常になっていた。「こんなことはあり得ない。何かの間違いかも知れないから、3か月後にもう一度、細胞診を行いましょう」と、驚きを隠せない担当医から言われたとのことであった。

第3章

経穴

第3章　経穴

ツボの科学的考察

　ツボは鍼治療独自の概念であるが、科学的根拠はなく、作用機序の科学的解明も不明のままである。また鍼治療は名人芸であることを要し、再現性に乏しい。

　しかし、これらの問題は、次の2点を科学的に解明することにより解決できるものであると筆者は考えている。

　第1点は、ツボが存在する科学的根拠となりうる密集した六角形に配列した**6量体構造**の神経シナプス様組織の発見である。

　電気シナプスとは、細胞間がイオンなどを通過させる分子で接着され、細胞間に直接イオン電流が流れることによって、細胞間のシグナル伝達が行われるシナプスのことを指す。網膜の神経細胞間や心筋の筋繊維間などで広範に見られる。電気シナプスは、無脊椎動物の神経系では一般的にみられるが、脊椎動物の中枢神経系では見出されていなかった。

　しかし後になって、海馬や大脳皮質の抑制性介在神経細胞の樹状突起間で発見され、重要な伝達手段となっていることがわかった。コンデンサー機能をもつと考えられる「ツボ」には、このような**電気シナプス様組織**が密集しているのではないだろうか？

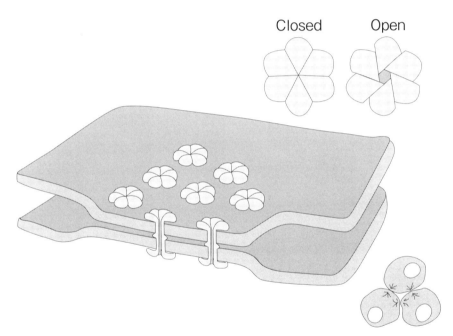

電気シナプス（ギャップ結合）の模式図

第3章　経穴

　第2点は、「ツボ」を介した複合的な周波数スペクトルを有する電気信号による未だ科学的に解明されていない未知なる**シグナル伝達経路**の解明である。

　今現在、創薬目的に分子シグナルの細胞内におけるシグナル伝達経路の研究が盛んにおこなわれているが、分子シグナル以外に音や電磁波といった**量子的シグナル**によるシグナル伝達経路が存在すると筆者は考えている。

　上記の推測の根拠となっているのが、筆者が独自に開発したNAM（Neo Acupuncture Method）治療の臨床結果である。NAM治療は、雷や波といった自然音を電気信号に変換した微弱電流を、「ツボ」に通電する治療方法である。現在、NAM治療で使用している自然音は、70種類を超えている。

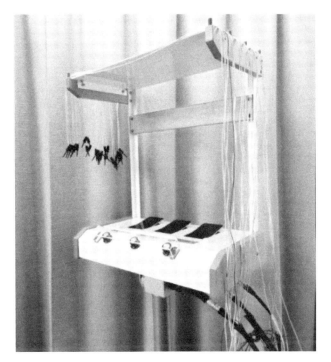

NAM装置

第3章　経穴

ツボはコンデンサー機能をもつ

　自然音を電気信号に変換した微弱電流を身体に通電すると、まず細胞膜で電気に対する応答が起こる。主にリン脂質からなる脂質二重層構造をもつ細胞膜の両側に電圧がかかり、細胞膜はコンデンサーとして機能しはじめる。

　コンデンサーは、充電や放電をおこなうことで電圧を安定させ、電気の通り道の余計なノイズを取り除く。

　ツボはコンデンサー機能を合わせ持つと考えられる。生体内の微弱電流は、本来地面にアースして電気を循環させているが、今の私たちは靴を履くなどして身体に電気を溜めてしまう。この電気を溜めているコンデンサーの役割をしているのがツボの機能の一つと考えられる。

　ツボに電気が溜まると電位が高まり様々な滞りが生じ、それぞれの細胞に行くべきエネルギーやイオン化された成分の循環が低下し、細胞レベル、器官の機能低下を起こす。ツボのコンデンサーの機能失調が起こると過電流が生じ、最終的には細胞不全が起こり、がん化する。

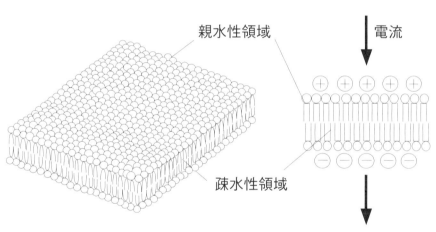

脂質二重層からなる生体膜

第3章　経穴

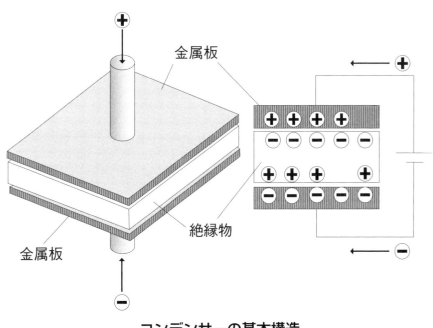

コンデンサーの基本構造

ツボを介した情報伝達経路

　未だ科学的には解明されていないが、筆者はツボを介した情報伝達経路が存在することを、数多くの症例で検証している。その臨床結果から、以下のようなことが判明した。

　◇ツボのもつ特異性と音のもつ情報が合致しないと治療効果はない。

　◇ツボに間違った音のもつ情報が伝達されると、患者の症状は悪化する。過去において、治療直後に血圧が急激に上昇したケースが1例ある。

　◇人為的につくられた擬音では治療効果がない。

　鍼灸治療の名人にまでは到達していない筆者は、ツボに鍼を刺しただけでは治療効果をだすことはできなかった。そこで、ツボに音を電気信号に変換した微弱電流を通電する治療法に思い至った。
　その過程で最初に分かったことは、ツボと音の関係性であった。しかし、これだけでは全く不十分であった。筆者が追い求めていたのが、生命の根幹から癒される「生命の質」を向上させる医療だったが故に。
　目の前に立ち塞がっている大きな壁が「**太極の壁**」であると判明す

るには長い時間を要した。太極の壁を破って初めて「生命の質」が向上することが分かった。しかし、この太極の壁を打ち破るには更に多くの失敗や挫折と共に困難を極めた。

　身体のどの部位に太極の壁を破るツボがあるのか？
　その太極の壁を破る気の原理は何なのか？
　どのような音で破れるのか？
　その羅針盤となったのが「数霊理論」である。筆者の「数霊理論」の理解が深まるにつれて、しだいにこれらの問題は解決していったという経由がある。

　「数霊理論」とは気の原理に他ならない。気の原理を理解するとは、十進法を理解することである。十進法とは1から10の数を説くことにある。
　10の数は単数化して1となるので、結局は1から9の数を説くことになる。「洛書」に表示されている9数理である。更に、「河図」には数の合局理論が表記されている。

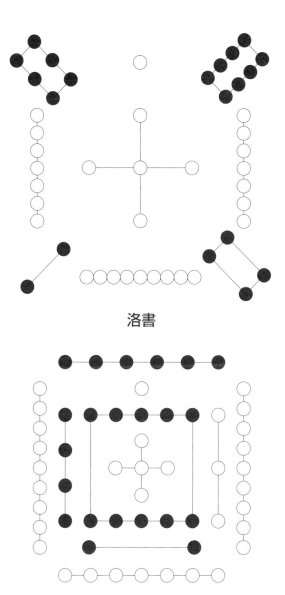

第3章　経穴

　具体的には、1・6水局、2・7火局、3・8木局、4・9金局、5・10土局である。太極の壁を破るには、これら5つの原理があり、その究極は5・10土局にある。5・10土局の治療なくして真の生命の質の向上の治療はできない。

　現代の情報通信革命の恩恵を受けている私たちにとって、すべての物・現象は数で表記され保存されていることは、常識である。コンピューターはご存知のように2進法で情報処理をおこなっているが、コンピューターのない古代では十進法で説かれていた。

　つまり、**気の原理とは十進法での情報処理に他ならない。そして鍼治療は、身体の発信する暗号を十進法で解読して、異常か所を自己修復する情報をツボに伝達して、病気を治す治療技術に他ならない。**

　肉体の背後には、未だ科学的に解明されていない情報空間が存在する。この情報空間は、体内は勿論のこと体外ともダイナミックに情報のやり取りをおこなっている。この未知なる情報伝達経路が科学的に解明されると、現代医学に初めて身体が本来もつ異常か所を自動的に修復する自己治癒システムに直接作用して病気を治す治療法が誕生することになる。薬の副作用に苦しむことなく、自らの治癒力で病を克服し健康を取り戻すことができる。

腹にある土の作用

　腹は、「肚」とも書く。「肚」という文字から、腹には土の作用があることを昔の先人は理解していたことを窺い知ることができる。

　腹にある土の作用を理解するために、植物について若干の考察を加えてみる。植物にとって土とはどのような存在であり、植物は土の中でどのようにして栄養や水を吸い上げて生育しているのであろうか？

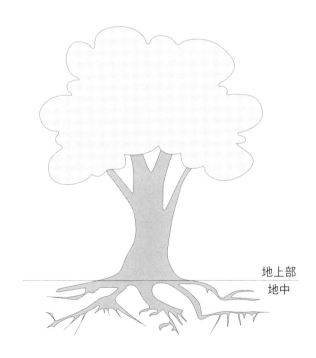

地上部
地中

第3章　経穴

● **土壌**

　植物が育つ理想的な土壌として、土壌の団粒化がある。団粒化というのは、粘土の粒子が集まってミミズの糞のような大きな粒子になること。直径が0.5から5ミリと、相当大きく、しかも不均一である。このような構造だと、水はけ、空気の流通がともによい。水はけ、空気の流通がよいと土中に生存する微生物にとっても好都合である。

　一方、劣化した土壌は、水はけ、空気の流通がともに悪い。また、硬く締まっている。例えば、化学肥料を多量に施し過ぎると土壌の中で溶解し、硫酸や塩素が相当残るため、土壌は酸性になる。その結果、土壌は硬く締まってくるので、透水性・通気性が悪くなってくる。

　土壌が劣化すると、植物は外気温の変化の調整役としての機能を失い、また病気に対する抵抗力も著しく減少する。劣化した土壌からとれた野菜は、ミネラルやビタミン含有量が低く、日持ちが悪く、糖度も低く、匂いも弱い。

　劣化した土壌とは、人体では硬く張ってしまったお腹と腸内細菌間のバランスの崩れた状態となるであろう。長年の過食によって空腹感などまったくなく、鳩尾はパンパンに張って硬くなってしまったお腹である。当然、腸内は腐敗醗酵してガスが充満している。オナラは鼻がひん曲がるほど臭く、便通は悪く、頑固な便秘に悩む。

　ヒトの体で言えば、植物の根の先端の根毛は、小腸粘膜の絨毛。土中の微生物は腸内細菌、多量の化学肥料や農薬は薬や諸々の食品

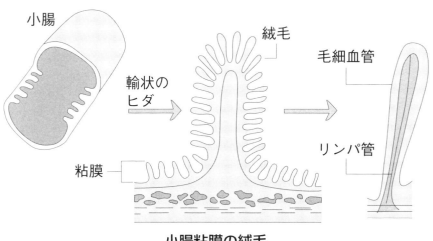

小腸粘膜の絨毛

第3章　経穴

添加物、魚や肉に残留する各種ホルモンや抗生物質、化学物質などとなる。

● **植物も呼吸している**

　植物が、葉にある葉緑体で光エネルギーを使って水と空気中の二酸化炭素から炭水化物（グルコースやデンプン）を合成する光合成していることは周知の事実であろう。

　しかし、植物が呼吸していることを知っている者は、意外に少ない。

　生物は呼吸をする。もちろん、植物も呼吸をしている。呼吸は光の有無に関係なく、晴れた日の日中も雨の日や夜も行われている。植物の働きとして、よく光合成と比較されるが、光合成とはまったく逆の働きである。

　植物は気孔から酸素を取り入れて、二酸化炭素を放出する。晴れた日の日中は、光合成のほうがはるかに盛んなので、呼吸はほとんど目立たない。

　植物の根は、養分吸収だけでなく呼吸のために酸素をも取り込んでいる。多くの植物では根での呼吸が抑えられると、「根腐れ」と呼ばれる症状が起きる。湿地に生える植物やマングローブなどの植物は、気根や呼吸根と呼ばれる器官が発達していて、大気中の酸素で呼吸することができるが、これは例外的な性質である。

　健全な植物を育成するためには、十分な酸素を根に供給すること

が大切になる。

● 根の働き

　植物の茎、葉、花などを上半身とすると、根は下半身となる。根の役目は、まず上半身である茎、葉を倒れないようにがっちり支えることである。ヒトの体で言えば足腰に相当し、根の先端の毛根は小腸粘膜の絨毛になる。

　根のいちばん大切な働きは、地中から水や養分を体の中に取り入れることである。この仕事は、根の先に近いところにある細かい毛のような根毛でおこなわれる。根毛には、水に溶けた養分を吸いこむ働きがある。固体のままの養分は通さず必ず水に溶けたものだけを通す。

　それ故、植物は、水がなければ養分をとることができない。植物にとって水が大切な理由のひとつである。

　野生の動物は歩き回って餌をあさるが、植物は歩き回って栄養をとることが出来ない。その分、根を伸ばすことによって植物は養分・水分を吸収しているのである。

　畑で育ったコムギの根は深さ120cm、幅60cmに。またトマトは畑に定植後約2ヶ月で深さ80cm、幅110cmぐらいの広がりになる。

　根の生長のスピードには、驚くべきものがある。植物の生長は根が中心で、根が伸びるから地上部が育つ。

　それ故、根毛の成長には多くのエネルギーが必要とされる。根毛

から吸収される養分・水分は言うに及ばず、葉の光合成でつくられた栄養分もまた根毛へと運ばれる。

植物内部では下から上へ、上から下へと養分・水分や栄養分がダイナミックに循環している。

筆者は業者に委託して、熊本県の山中の大きな樹木（樫木）の根が養分・水分を吸い上げる音を録音した。その音の解析結果から、根の働きについては以下のようなことが判明した。

日の出少し前、森の鳥が鳴き始める頃、根の先端の根毛で養分・水分を吸収する。無数の根毛から吸収された養分・水分は根元の大きな根の周辺にいったん貯えられる。

そして、太陽が上がると徐々に貯えられた養分・水分は大きな幹や枝を通って先端の葉へと運ばれる。太陽が燦燦と照り付ける正午ころにそのピークを迎える。

先端の葉では光合成がおこなわれ、同時に葉から水が気化して大気中へ水蒸気が放出される。昼頃に、葉からの蒸散はピークを迎え、太い根元に朝に貯えておいた水分量では賄えなくなり、根毛からの水の吸い上げが再び盛んになってくる。

樹木には、先端の根毛からの水を吸い上げる力と、根元から重力に抗して上方へと水を運ぶポンプ力がある。末端の葉からは水が気

化して外部へと発散される。これらが三つ巴になって樹木内部の水の循環が巧妙におこなわれる。

　ちなみに、先端の細い根毛が水を吸い上げる力は、人体では腎の働き、その原理は1・6水局である。大きな根元のポンプ作用は、脾のもつポンプ作用、葉の蒸散は肝のもつ3・8木局となる。

第3章　経穴

腹にある第三の足

　植物は微動だにすることなく土に根付いるが、動物は土から離れ自由に動き回る。しかし、そんな動物でも尻尾という根をもっている。一方、人間に至ってはその尻尾すら無くなり、わずかにその痕跡を残すのみである。

　まさに、人間はこの自然界における究極の根無し草である。その心は静かに落ち着くことなく、右往左往し、常に彷徨っている。この地上に飽き足らずに、最近では地球を飛び出し宇宙空間にまで彷徨(さまよ)うとしている……。

　人間は心が不安定で、定まらないから不動なる心を追い求める。動いて止まない存在であるが故、不動なる存在が必要となる。それが、お腹にある**丹田**である。**第3の足**でもある。

　2本の足で直立歩行する人間には、第3の足が必要となる。2本では不安定で3本になって初めて安定するのは何もイスに限ったことでない。

　背骨では、直立二足歩行をする事によって**腰椎三番**が心身の中心、要となった。

　土は根付かせる機能をもつ。根付かせるとは、根を固定する働きである。動いて止まない人間の心を静止させるために、鎮めるのが腹

の丹田である。心の根でもある。

　丹田は臍下三横指にある。野口整体では、整った身体は上丹田が虚、中丹田が沖、下丹田が実としている。

　ちなみに、上丹田は剣状突起からおよそ三横指下、中丹田（中脘というツボ）は鳩尾と臍の中間に位置する。

　下丹田は、植物では根（特に先端の根毛）に相当し、根毛同様に活発に生命活動が営まれている。養分・水分や栄養分が下の足から上方へ、上は肺から下の足へとダイナミックに循環している。

　このように考えると、リンパ循環の治療のツボの取り方は以下のようになる。

　膝周辺の脾経・腎経・肝経の水穴である「陰陵泉」「陰谷」「曲泉」、脾経の左右の「衝門」と「章門」、それに任脈の「天突」「中脘」「関元」となる。

　先端の根毛から養分・水分を吸い上げる機能が、「陰陵泉」「曲泉」「陰谷」である。

第3章　経穴

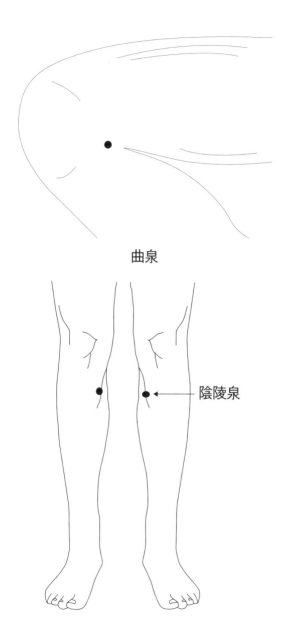

曲泉

陰陵泉

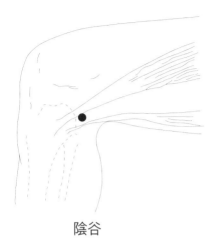

陰谷

　根元のポンプ作用が、脾経の「衝門」と第十一肋骨先端にある「章門」。

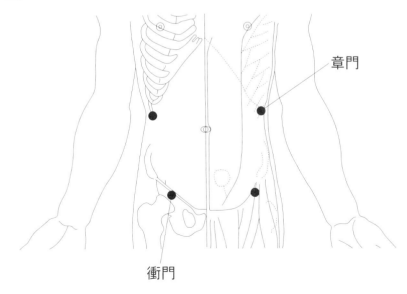

章門

衝門

第3章　経穴

　葉の光合成でつくられた栄養分が根の先端の根毛へ運ばれるのが任脈の「天突」「中脘」「関元」に相当する。

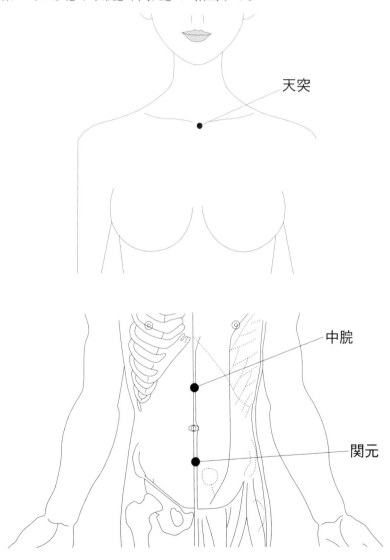

貫通した一本の腸管

　海の中で、まず単細胞が誕生した。やがて、体勢がやや複雑になった多細胞が出現し、波間を漂い、流されるようになった。そのなかには、繊毛で海中を移動し、口から栄養分に富んだ海水を体内へ取り込むものがあらわれた。取り込み栄養分を吸収したあとの不要な海水は、取り込んだときと同じ口から排出した。

　多細胞生物としては最も原始的な腔腸動物クラゲの断面を見てみよう。

　カップをさかさまにしたような格好をしている。このカップの入り江のようになっているところは、原始的な腸に相当する。クラゲのように取り込んだ口から同時に不要物を排出する構造から、腸が次第に後方へ伸び、やがて盲端に終わっていた原腸腔の底に肛門が開通する。**腸腔から腸管への大きな飛躍である。**

　この腸管の形成から脊椎動物の進化は一気に加速される。

第3章　経穴

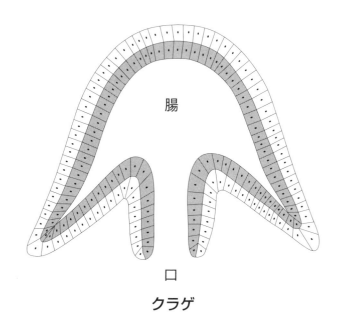

クラゲ

　私たちはこの貫通した腸管を、原始の脊椎動物である無顎類のナメクジウオ・ヤツメウナギに見ることができる。

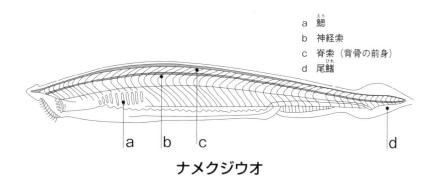

a　鰓(えら)
b　神経索
c　脊索（背骨の前身）
d　尾鰭(ひれ)

ナメクジウオ

一本に貫通した腸管の形成によって、口と肛門の二極に分かれた。食物の入り口と出口である。これら二つの関所は括約筋によって開いたり、閉じたりする。この二つの関所は私たちの健康に実に多大な影響力を与えている。

　入り口は、「口呼吸」の弊害と**上咽頭炎**が、最近では医師の間で注目されている。

　上咽頭は鼻腔の後方に位置し、「万病の元」として慢性上咽頭炎が重要な役割を果たしている可能性がある。上咽頭炎が病巣炎症（原病巣）となり、腎炎、関節炎、皮膚炎といった「二次疾患」が起こってくる。

　上咽頭炎は免疫システムを介して二次疾患を引き起こすのみならず、めまい、嘔気、胃部不快、便通の異常、全身倦怠感、うつなどの症状も引き起こす。神経線維が豊富で、迷走神経が投射しているので、自律神経の調節異常を介して、これらの不快に感じる様々な症状をも引き起こすのである。

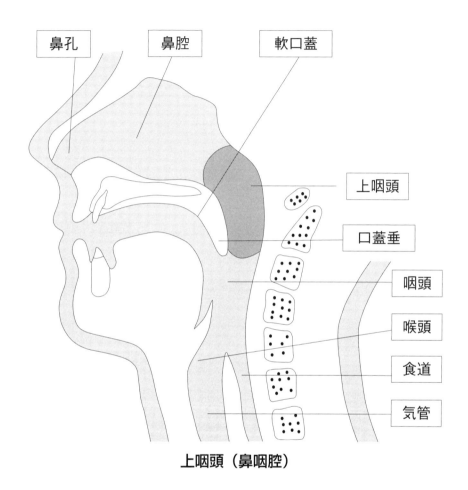

上咽頭（鼻咽腔）

　上咽頭炎以外では扁桃炎（扁桃病巣炎症）と虫歯、歯周囲炎（歯性病巣炎症）なども病巣炎症として知られている。昔の人は、男の老化はハ（歯）メ（目）マラ（男根の勃起力）の順で起こると言って口の中の歯の重要性を警告したが、あながち的外れではないようだ。

　出口は**心臓の収縮力**と連動しており、肛門の排泄力は心臓の収縮

する力に裏打ちされている。例えば痔という疾患があるが、これは単なる直腸・肛門の病気ではなく、心臓疾患とも密接な関係がある。ちなみに、すべての鍛錬法の極意は肛門を締めることに通じる。

　私たちの身体は貫通した一本の腸管である。その入り口と出口は平滑筋によって閉じたり、開いたりするだけで内と外はつながっている。

外側の皮膚と内臓はつながっているのだ！
内臓の粘膜は皮膚が裏返ったものだ！

　身体内部を外部から護るために、フィルター機能を担っているのが**肝臓**と**腎臓**である。「肝腎要」である。
　現代社会では、口の中に入ってくる食べ物のほとんどは汚染されているといっても過言ではない。食品添加物、残留農薬、薬物、環境ホルモンのみならず、緑黄色野菜には少なからず亜硝酸体窒素が残留している。そのため、肝臓は日々フル回転をして、それらを解毒代謝して体外へ排出している。現代は、まさに**肝臓の受難の時代**である。

第3章　経穴

腸と神経

　高等生命体は**腸管**ができて、この腸管の機能に従属してニューロンやパラニューロンが発達した。つまり、腸に従属して脳ができたのである。脳と腸の間には相関がある。これを脳腸相関という。

　一見単純な管と思われがちな腸が、じつは「小さな脳」と形容されるほどの精妙な働きをしている。進化から見ても、腸こそ脊椎動物の最初の器官である。脳、脊髄、心臓がない動物はいても、腸がない脊椎動物はいない。

　腸には「自分勝手に機能できる」神経細胞、つまり脳や脊髄からの命令を受けずに臓器を動かすことができる神経細胞が存在する。

　腸神経系は、科学的にも構造的にも、他の末梢神経よりは脳との共通点が多い。

　小腸には一億個ほどの神経細胞があるが、脳には二千個しかない。小腸の一億個近い神経細胞たちは、脳との連絡をすべて断ち切られても、問題なくやっていける。

　腸神経系は巨大な科学物質貯蔵庫でもあり、そのなかには脳で発見される神経伝達物質のすべての種類がそろっている。

　腸神経系はその他の末梢神経系とは異なり、脳や脊髄からの命令に絶対服従するわけでもないし、腸で集められた情報をすべて脳や脊髄に送るわけでもない。腸神経系は、神経情報の集積および処理を独自におこなっている。

しかし、脊椎動物が進化するに伴い腸を脳が次第に支配するようになる。人類に至って、ついにその頂点に達する。脳の暴走が始まったのである。
　その結果、肚の心が脆弱化し、頭の心を制御することができなくなってしまった。これが心身症の正体である。肚の心の栄養失調とも言える。
　心身症を治すには、肚の心を強化する必要がある。それが、俗に言う肚を鍛える、肚をつくる、肚ができる、である。肚という大地にしっかりと心の根を張るということでもある。
　揺れ動く心を不動にするのが、肚である。肚は心の根である。大地にしっかりと根を張り、風雪に黙々と耐え忍ぶ植物の姿である。動いて止まない頭の中の心を、**大地にしっかりと根付かせるのが肚の心**である。
　頭の中の心を「動物性」とするならば、肚の心は「植物性」と言い換えることができる。解剖学者・三木成夫が指摘しているように、「動物性」が「植物性」を次第に支配するようになる。これは、脊椎動物である私たち人類の宿命でもある。

第3章　経穴

「大椎」についての考察

　頚椎7番は腰椎5番と連動している。頚椎7番を語る場合は、その棘突起下にある「大椎」というツボに触れないわけにはいかない。
　「大椎」は督脈上にあるツボで、大腸経、小腸経、膀胱経、三焦経、胆経、陽維脈といった陽経が交流する要所となっている。交流していない十二正経の陽経は胃経のみである。主治として、脳充血、高血圧、テンカン、頭痛、高熱、蓄膿症、眼充血、風邪、喘息、肺炎、不眠症、ノイローゼ、神経衰弱などがある。また、免疫機能を高めるツボでもある
　昔より、「大椎」には**八曜灸、九曜灸**という灸のすえ方が言い伝えられてきている。大椎を中心として周囲に八ヶ所の灸をすえる方法である。

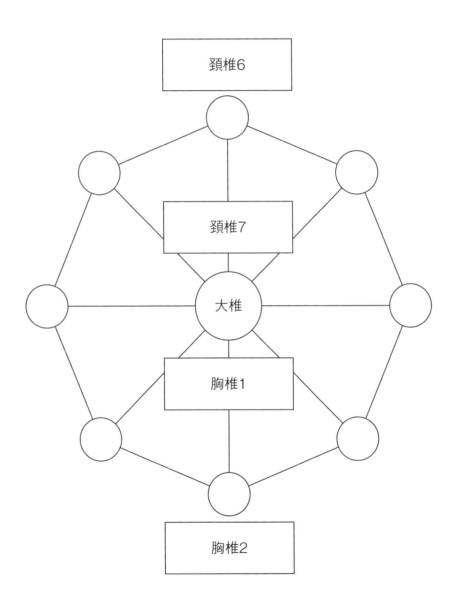

第3章　経穴

　この灸のすえ方の意味するものは、「大椎」の**9数理**にある。9という数を理解するためには、1・6水局を理解する必要がある。1・6水局とは、水の回転である。分かり易く渦潮に例えてみる。

　渦潮は海水の回転が渦の中心に向かっている。これが1・6水局の現象である。更に、海水は渦の中心で海底に向かって引き込まれている。渦が小さいとその深度は浅いが、大きな渦だと海中深くに吸い込まれていく。この現象が7から9への変換である。最終的には海底に達するが、この現象にはたいへんな秘密が隠されている。

　つまり、7は水の回転（渦）の中心、9は中心の渦が引き込まれて深度が加わったことが分かる。渦の回転が弱まると、水の動きはやがて止まる。水の動きが止まり、固まったものが氷である。数霊理論ではこの**氷**もまた7数を意味する。

7数

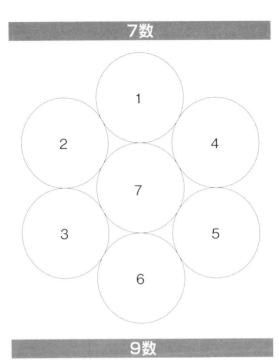

9数

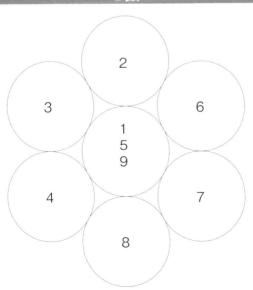

第3章　経穴

　7の形象が時間によって満配すると、2つの角が出てくる。それが8と9である。かくして自然数は完成し、順逆に交流する。十進法の誕生である。

　首には太極の原理がある。それ故、首の治療は意味深長であり、たいへん難しい。具体的には、7と9の数理である。7から9への変換原理である。ちなみに、9の治療は古来より神々の奇跡の治療と呼ばれている。
　頸椎7番の治療は、まず1・6水局させる。そして、「大椎」を加えて7つのツボをとる。

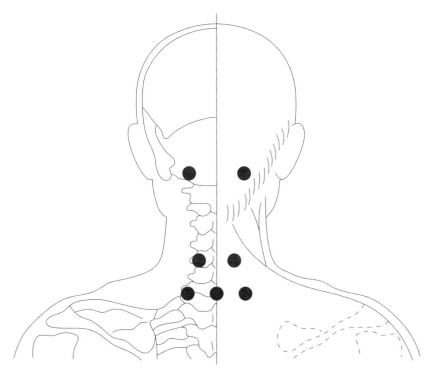

頚椎 7 番の治療

第3章　経穴

　渦潮に例えてみると、「大椎」は渦の中心、下方へと引き込まれた渦の中心の底は尾骨の「**長強**」となる。「大椎」と「長強」の間には、胸椎12椎、腰椎5椎、仙骨4椎がある。合計21椎である。

　この21椎を背骨として東洋医学の先人は捉え、頸椎は背骨としては捉えてはいない。その詳細は、前著『鍼灸医学を素問する』を参照されたい。

　背骨21椎は「大椎」と尾骨の間に挟まれている。野口晴哉(はるちか)は、頸椎7番と**迷走神経の張力**は密接な関係があると指摘している。尾骨を強打すると、激しい頭痛や稀に超能力が身につくことがある。

　NAM治療では、「大椎」で脳のオーバーヒートした熱を抜くことができる。不眠症が解消され、皆一様に熟睡できるようになる。その際、尾骨の「長強」を加えるとより効果的である。

一側、二側、三側

　野口整体には、鍼灸治療のような「ツボ」という言葉はなく、背骨の調整では一側、二側、三側、（四側）という言葉を使っている。それぞれ椎骨（棘突起）の際から、その本人の指で、指一本分の幅が一側、二本分目の幅が二側、三本分目の幅が三側となっている。

◇一側について
　一側とは、棘突起の際、約1センチ以内の場所を言い、迷走神経を調整する急所である。

◇二側について
　二側とは、棘突起の約1〜3センチ外側の、筋肉がわずかに隆起した場所のことで、ちょうど背中の脊柱起立筋の頂上あたりである。
　通常、二側は骨格の歪みを調整する場所である。またこの部位で交感神経の緊張を弛めることもできる。

◇三側について
　三側は棘突起の3〜6センチ外側で、内臓の働きと関連がある。

◇四側について
　四側は棘突起から6〜10センチ外側にあり、運動系、リンパ系、交感神経と関係の深いところで、体幹および四肢の痛みを調整するときに用いる。

第3章　経穴

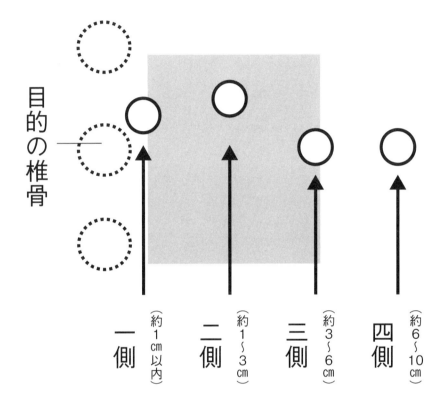

第4章

三つの体液

第4章　三つの体液

三つの体液

　私たちの身体には3つの体液の流れ（循環）がある。代表的な体液としてすぐに思い浮かぶのは「**血液**」である。残りの二つが「**リンパ液**」と「**脳脊髄液**」である。

　これら3つの体液の循環は、それぞれ別々に独立して体内を循環しているのではない。リンパ液は静脈へ流れ込み、脳脊髄液は血管やリンパ管に吸収される。血液、リンパ液、脳脊髄液は三つ巴になって、相互に深く関わり合って体内の体液の循環を正常に保っているのである。

　そして、体液の恒常性を維持するために主導的な役割を担っているのがリンパ系と考えられる。

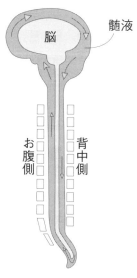

脳脊髄液

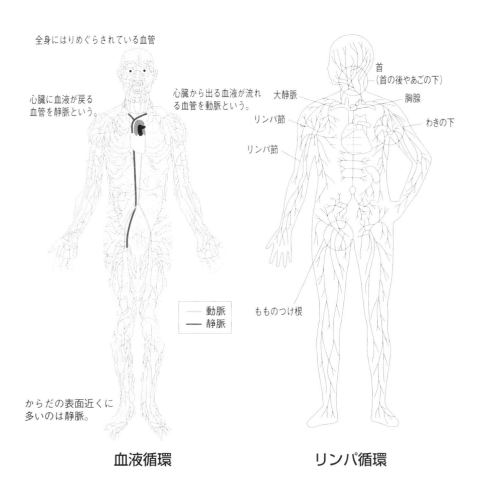

第4章　三つの体液

動脈は左優位、静脈は右優位

　系統発生学的に動脈と静脈の変遷をみてみると面白いことが分かる。原始脊椎動物では静脈と動脈は左右に一本ずつある。しかし、進化の過程で哺乳類になると静脈系は左側が消え右側だけ、動脈系は右側が退化して左側だけが残る。

　だから、動脈は静脈よりも左側、静脈は動脈よりも右側を走行しているのである。このことは、身体の左側は動脈、右側は静脈の影響を強く受けることを示唆している。実際の治療において、**動脈は左優位、静脈は右優位**となっている。

　右の骨盤には静脈、左の骨盤には動脈の状態が反映されている。それ故、下肢の静脈瘤の治療には右の骨盤調整、動脈由来の疾患には左の骨盤調整が不可欠となる。

　では、血管系から独立して発達を遂げたリンパ系はどうであろうか？

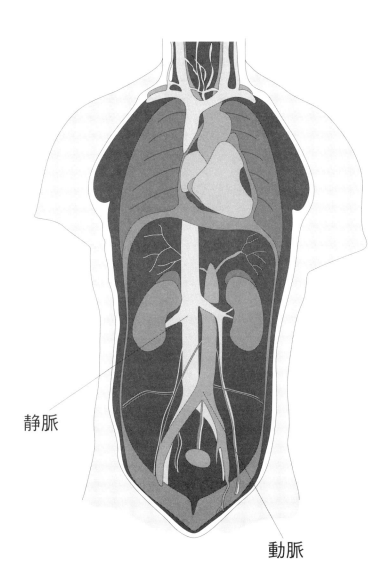

第 4 章　三つの体液

リンパは左右と上下の四分割

　全身を流れるリンパは、皮膚の毛細リンパ管より始まり、さらにリンパを集めて集合リンパ管として筋膜より浅い層を流れる浅リンパ管と、途中多くのリンパ節を経て、次第に深層へと至りやや太い深リンパ管となって、左右のリンパ本幹に集まる。

　その流れは、最終的に下半身と左上半身からのリンパ管は胸管（左リンパ本幹に相当）、右上半身からのリンパ管は右リンパ本幹に集まり、両者は頸部でそれぞれ左および右の静脈角（鎖骨下静脈と内頸静脈の合流部）に注いでいる。

　つまり、身体の左右、上下でリンパの流れは違っている。

　先に、血管系の動脈と静脈は左右の優位性があると述べた。その血管系から独立して進化を遂げてきたリンパ系は、血管系の左右から更に上下を加えた四分割にその優位性を拡大させたのである。

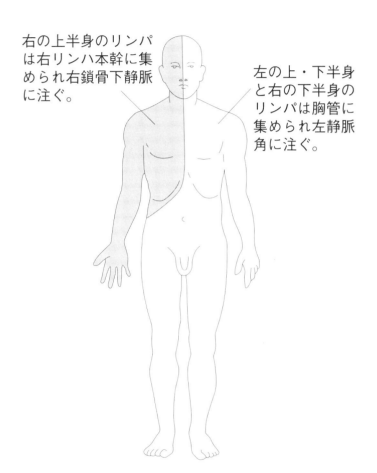

第4章　三つの体液

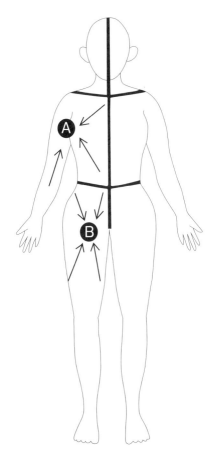

体表のリンパの流れ（体液区分ーリンパ分水嶺をラインで示す）
互いに交通が少ない境界（体の正中、鎖骨・臍の高さ）があり、
上下左右分画に分けられる（A: 腋窩リンパ節、B: 鼠径リンパ節）

系統発生学的にみて、リンパ系が血管系からまだ独立しない軟骨魚類から、更にリンパ系が血管系から独立した硬骨魚類、両生類、爬虫類、鳥類のすべてにおいて、胸管は大動脈の左右に１本ずつ、計２本あって、頭側に伸びてそれぞれ右および左静脈角に開口する。この原則がヒトを含め多くの哺乳類で崩れる。

　すなわち、右胸管の静脈開口部と左胸管の大部分が消失し、右胸管が残り、左静脈角に開口する。ここで見逃していけない大変重要なことが、**右から左へとリンパ液の流れが捻じれること**である。

　その昔、かの空海は言っている。「名は体を表す」

つまり、**形態は必ず機能を伴う。**

　形を読み解くと、そこに隠れている重要な秘密を明らかにすることができる。

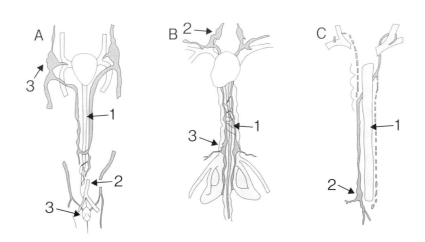

第4章　三つの体液

リンパ系は進化する余白を残している

　リンパ管は再生する。手術でリンパ管を傷つけても元通りに再生する。しかし、リンパ管再生に失敗するケースがある。ウサギの胸管結紮や精巣の排導リンパ管結紮の動物実験でも、数は少ないがリンパ管再生に失敗するデータがある。

　なぜ、リンパ管は再生に失敗するのであろうか？

　その唯一の理由は、**リンパ系には進化する余白が残されている**からである。退化もするが、進化もするのである。達人の筋肉と称される「腸腰筋」も同じである。陸上の短距離選手のように非常によく発達している人と、脆弱な人がいるのはそのためである。

　リンパ系を進化させるものの正体は？

　その一つが、リンパ管壁にある**平滑筋**である。リンパ液はリンパ管の中を筋肉の動きや呼吸などによって受動的に流れるだけではなく、能動的に自らの平滑筋の蠕動運動によっても流れている。

　ご存知のように、リンパ管には静脈と同様に弁がある。それはリンパ液が逆流しないためである。リンパ管は静脈に比べて遥かに弁の数が多い。皮下のリンパ管では場所によっては1〜2ミリごとに弁がある。リンパ管は静脈のように直径が同じ大きさではなく分節構造をしている。

　リンパ管分節はリンパ管の収縮運動の一つの単位であり、リンパ管

の平滑筋による自発性収縮が分節的に伝わる。リンパ管分節にまたがるように、その管壁に平滑筋が分布しているので、分節の筋肉収縮運動が筋ポンプとして働く。

　リンパ液は、動脈の動き、呼吸・腸の蠕動運動や筋肉のポンプなどの外部からの圧による受動的な運動以外に、連続するリンパ管分節内の「**蠕動運動**」によって中枢へと運ばれる。

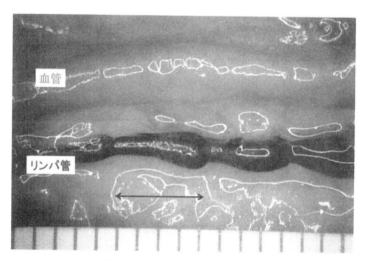

リンパ管分節（矢印）（青いアクリル色素注入）
注）図中の白い線は撮影時の光のハレーション像

第4章　三つの体液

　心臓を出た血液が全身を巡って戻ってくるまで約40秒程度である。一方、リンパ管系では、血管系のように心臓という血液を流す強力なポンプはない。一方、リンパがからだの中を一周して元に戻るまで約12時間かかると言われている。このようにリンパの流れは大変ゆっくりなので、流れが滞りやすくなる。

　確かに、リンパはすぐに停滞し、身体は浮腫(むく)んでしまう。その弊害は、免疫力にまで及ぶ。しかし同時に、鍛えれば進化する余白が他の器官とは違って残されている。リンパを鍛えること（具体的には治療）によって、リンパ液の流れを良くし、更に呼吸法などによってリンパ管の平滑筋の蠕動運動を強化することによって、私たちは健康を手に入れることができ、身体能力を高めることができる。また、免疫力をも強化することができると考えられる。

　リンパ管の自発的な平滑筋の蠕動運動にこそ、リンパ系を進化させる秘密が隠されている。そして、**リンパ管を流れるリンパ球**にこそ免疫の謎を解き明かす秘密が隠されていのではないだろうか？

　血管内のリンパ球とリンパ管内のリンパ球では、体内の免疫に対する影響力は違う！

リンパと免疫

　鍼灸治療では、リンパは脾経の支配下にあり、腹の土の作用をもつと考える。

　植物内部では根毛から吸収された土の養分・水分は下から上へ、葉の光合成でつくられた栄養分は上から根の先端の根毛へとダイナミックに循環している。更に、根は呼吸をして酸素をも取り込んでいる。まるで、私たちの細胞内のミトコンドリアのようだ。
　土の中の植物の根はまさに生命活動の源である。人体では臍下丹田がそれに相当する。臍下丹田は呼吸をはじめとした生命活動の中枢である。当然、免疫機能とも密接に関わっている。それ故、「関元」というツボには免疫機能を強化する働きがあるのである。
　人体の免疫機能と土の作用には密接な関係がある。それ故、免疫に関与するのは血管内ではなく、リンパ管内のリンパ球であると考える。
　しかし、免疫機能はリンパ球だけではない。ツボにはコンデンサー機能があり、電気を充電したり放電したりして電圧を安定させていると考えられる。
　ツボに電気が溜まると電位が高まり、様々な滞りが生じ、それぞれの細胞に行くべきエネルギーやイオン化された成分の循環が低下し、細胞レベル、器官の機能低下を起こす。更に、ツボのコンデンサー

第4章　三つの体液

の機能失調が起こると、過電流が生じ、最終的には細胞不全が起こり、がん化する。

　がん治療には、ツボに溜まった電気の放電が不可欠である。この機能とリンパ系が密接な関係があるのでは？　その急所は臍下丹田、「関元」であると筆者は考えている。

脳脊髄液と重力

　脳と脊髄は無色透明の脳脊髄液に浮かんでいる。脳の硬さから考えると、柔らかい豆腐が水中に浮いている構図となるであろうか。

　脳脊髄液は、脳と脊髄を循環する無職透明の液体であり、脳や脊髄を浮かべ、衝撃から守るとともに、栄養補給や不要物質除去の役割をもつ。全量は150ccほどであり、1日数回入れ替わる。1日の産生量はおよそ500ml、1日中休みなくつくられるが、とくに寝ているときに多く産生される。

　脳脊髄液は脳室内の脈絡叢（側脳室、第三脳室、第四脳室）で産生され、脳室から出るとクモ膜で包まれたクモ膜下腔を循環する。脳脊髄液は産生された量と同じ量が絶えず吸収され、常に一定量が保たれる仕組みになっている。

　脳脊髄液の吸収については、最近の研究では以下のように考えられている。

　生理的条件下において、脳脊髄液は脳内毛細血管から吸収されて血液循環に戻るのに加え、脳脊髄から枝分かれした神経束（同一方向に走る多数の神経線維が集まって束になっている部分）内に存在する隙間から、全身組織の細胞外腔にじんわりと漏れ出し、最終的にリンパ管に取り込まれる。

　そして、リンパ管に吸い上げられた後、リンパ節を経て静脈角から

第4章　三つの体液

大静脈へ灌流する。

　筆者は脳脊髄液の以下の特質に着目した。
　脳室穿刺で得た脳脊髄液より、腰椎穿刺で得た脳脊髄液のほうが比重は大きく、タンパク量も多い。
　このことは、脳脊髄液の循環には**重力**が大きく関与していることを意味する。何故なら、重力下において、重いものは、より下方へ、軽いものより上方へ引っ張られるからである。
　このことを裏付けるような研究がアメリカのNASAから発表されている。

　宇宙ミッションから帰還した宇宙飛行士の3分の2が、「視覚障害脳圧症候群」(visual impairment intracranial pressure syndrome：VIIP) と呼ばれる視覚障害に悩まされるという。この症状名は、通常は重力によって地面の方向に引っ張られる体液が、宇宙では頭の方向にも自由に流れるため、脳と眼球にかかる圧力が増大する、と考えられていた。
　しかし最近になって、血管内体液が頭方向に向かうのではなく、脳脊髄液が目の方向へと移動するために、眼球近くの脳脊髄液量が増えるためであると判明した。

　脳脊髄液は重力によって下方へゆっくり移動し、末梢神経（特に

下方にある坐骨神経）の神経束の隙間から、細胞外腔にじんわりと漏れ出し、最終的にリンパ管に取り込まれる。しかし、何らかの理由で漏れ出た脳脊髄液が、適量をオーバーしてしまうと、リンパ管にうまく取り込まれずに局所に残留する。手足のシビレなどを訴える神経痛の背景には、このような病態があるのではないだろうか？

　また、他の器官に比べて脳は**熱が停滞しやすい器官**である。それ故、停滞した熱をクーリングする機能を必ず併せ持っていると考えるのが当然であろう。この機能を担っているのが脳脊髄液ではないだろうか。

　ナノレベルでは、**氷と水の区別がなくなる臨界状態**になる。水と氷の区別がなくなり、氷が液体っぽくなっている。

　何が言いたいかと言うと、脳脊髄液は脳に熱が停滞すると液体から氷に変わって脳内の温度を一定に保っている。そして、それを支えているのがリンパではないだろうか？

第4章　三つの体液

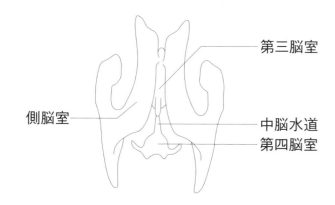

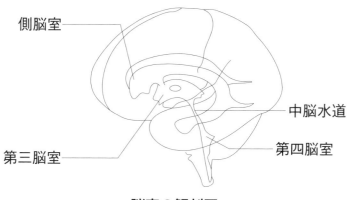

脳室の解剖図

第5章
内分泌・自律神経・免疫

第5章　内分泌・自律神経・免疫

内分泌・神経・免疫

　内的・外的ストレスに対して内部環境の恒常性（ホメオスターシス）を維持するために、神経、内分泌、免疫は情報伝達の仕組みを共有して、相互に綿密なネットワークを形成して、総合的に生体調節系として働いている。**ホメオスターシス（恒常性）の三角形**である。

　体内の情報を、スピーディに、的確に、正しく伝達するために、神経、内分泌、免疫もまた三つ巴の関係になっている。自律神経と免疫の関係は、臨床医福田稔と免疫学者の安保徹（新潟大学医学部教授）の両氏によってここ最近になって明らかにされた。詳細は両氏の著書に譲る。

● **情報伝達速度**
　循環系は内臓へ分布するものと体壁へ分布するものの2つに分かれており、それぞれを内臓動脈、体壁動脈という。
　よくご飯を食べたあと、すぐ風呂に入ってはいけないと言うが、食後は食べた物を消化吸収するために、内臓動脈に血液が集中してくる。ところが食後すぐに風呂に入ると、体壁の血管が開き、せっかく内臓に入った血液が体表に呼び戻される。このように体内の血液を、内臓系にやるか体壁系にやるかを取り仕切るのは、動脈に蔦のようにからまった交感神経である。
　交感神経は動脈と密接な関係をもつ。ちなみに、内臓の粘膜下の

筋層は副交感神経の支配を受ける。

　このポイントの切り替えを始めたのが、原始脊椎動物である。最初は、内分泌系ができた。この内分泌系の名残りが、今も我々の体の中に見られる。その中で有名なのがアドレナリンを分泌する副腎髄質である。

　やがて上陸して両生類になると、この内分泌系は次第に神経系に置換されてくる。このようにしてできた神経系が交感神経である。

　内分泌系から神経系への置換は、情報伝達速度へ対応した結果に他ならない。体制が複雑になると処理する情報量は増えてくる。増え続ける情報量を処理するために、情報伝達速度の遅い内分泌系からより速い神経系へと移り変わっていったのである。神経系も、髄鞘のない神経線維からより伝達速度の速い髄鞘のある神経線維へと変わっていった。

　ちなみに、無髄神経の神経伝達速度は 0.2 〜 2 m /sec、有髄神経は一番速い運動神経で 70 〜 120 m /sec である。時速に換算すると、それぞれ 0.72 〜 7.2 k m /h、252 〜 432km/h となる。

　無髄神経は人間の子供と大人の歩行速度、有髄神経は新幹線さらに試験走行で最高速度 581km/h 出した超伝導リニアモーターカー、地上を走る鉄道が出せる最高速度となるであろうか。他には、地上はるか上空を飛ぶ飛行機で 930km/h、音速は標準大気中で 1225km/h、地球の重力件圏を脱出するスペースシャトルの最大速度は 27870km/h である。さらにその上には、秒速 30 万キロメートルの光がある。

第5章　内分泌・自律神経・免疫

　今現在、医学的に解明されている生体内の情報伝達速度の最高速度は神経である。地上を走る新幹線を少し上回る程度の速度である。これをはるかに上回る情報伝達速度をもつ情報系は果たして存在しないのだろうか？

● 第4の情報系としての経絡系

　神経、内分泌、免疫のホメオスターシス（恒常性）の三角形の上位には、**第4の情報系としての鍼灸治療独自の概念である経絡系がある**。正三角形四面体を形成する。上位の経絡を調整すると、残りの神経、内分泌、免疫は同時に調整される。

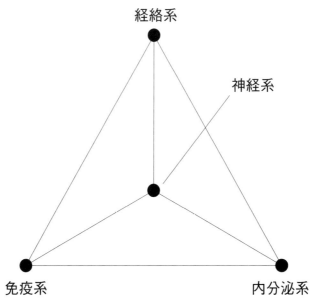

生体内の四つの情報系と四面体

つまり、ツボ治療として古くより知られている鍼灸治療は実は今日における最先端の医療技術だったのである。
　気は目に見えない客観背後の存在である。気は、器に入り、そして軌道をもつ。器が身体であり、軌道が経絡である。
　中国の古典には、ツボは神気が体内と体外とを出入りするところと記されている。今風に言うと、神気はエネルギーと情報となるであろう。
　また筆者の40年の臨床結果から、ツボと情報を組み合わせることによって、自律神経、免疫、ホルモンの調整が可能であることが判明している。

　情報伝達速度から、第4の情報系としての経絡系の存在が浮かび上がってきた。この系では、神経の情報伝達速度を遥かに凌ぐ速さで情報は伝達している。光や電磁波などと関連性があると推測する。

第5章　内分泌・自律神経・免疫

内分泌

　内分泌の器官でつくられるホルモンは「体の調整役」として、神経と協力して、全身の臓器や血管、代謝機能などを調整する。ホルモンは体の状態や成長の時期に合わせてつくられ、少ない量で強力に作用する。

　ホルモンとは、体内の生理活性物質を指す。下垂体、松果体、甲状腺、副腎、性腺（精巣・卵巣）、膵臓、腎臓、胃、腸などでつくられる。その特徴は、栄養分などとは違って、ごく微量である。

　それは、ホルモンが**情報伝達物質**であるからである。情報は、微量であればあるほどより正確に伝える側に伝達されるという特徴をもつ。

　情報伝達系が少しでも狂うと、システムに多大な影響を及ぼす。それ故、ごくわずかな間違いも許されない情報系には、常にフィードバックがかかっている。そして、その構造は三重構造になっている。**三つ巴は自然界の最も安定した構造**のひとつである。

　例えば、ストレスに反応するシステムに HPA 軸がある。視床下部、下垂体、副腎の間で、フィードバックのある相互作用をおこない制御している神経内分泌系である。

　ストレスが加わると、その刺激は大脳辺縁系から視床下部に及び、視床下部から CRH が分泌され、それが下垂体から ACTH を分泌さ

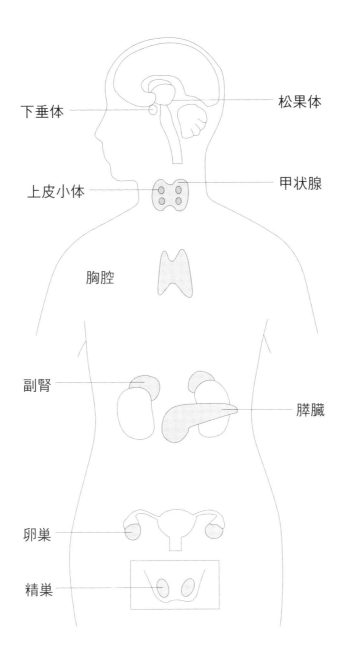

せる。すると、副腎皮質からコルチゾールが分泌される。

　コルチゾールの血中濃度が高まってくると、「これ以上ホルモンの分泌を促す必要はありませんよ」という情報を、副腎皮質は上位の視床下部や下垂体へ送信する。そして、情報を受け取った視床下部や下垂体は、ホルモンの分泌を促す刺激ホルモンの分泌を抑制するために「抑制ホルモン」を新たに分泌し調整する。

　逆にホルモン量が少ないと、副腎皮質は刺激ホルモンの分泌を促す情報を送る。このように、視床下部、下垂体、副腎の三つ巴になって、血中のホルモン濃度は管理され、制御されているのである。

副腎

　副腎は、左右の腎臓の上にちょこんと乗っている、小さな臓器である。しかし、小さいからといって舐めてはいけない。副腎は今を生きる我々の心身に多大な影響を及ぼしているのである。
　副腎は大きく2層構造をしており、副腎皮質および副腎髄質から構成されている。両者の成り立ちはまったく異なる。魚類ではまったく離れた別の器官として存在している。**副腎皮質は中胚葉由来**、**副腎髄質は外胚葉由来**である。**副腎髄質は、交感神経系の細胞から発生する。**

● 副腎髄質

　副腎髄質では、エピネフリン（アドレナリン）とノルエピネフリン（ノルアドレナリン）が生産される。危機に瀕したとき、交感神経支配を受けている副腎髄質からこれらのホルモン分泌が高まって、心臓の心拍数と収縮力を増加させるほか、多くの生理的変化が起こる。それらは、いずれも危機から脱出するための反応である。
　副腎髄質は極めて強いストレスに関わっており、エピネフリンとノルエピネフリンの両方が、副腎皮質からのコルチゾールと共に機能する。小柄な女性が車を持ち上げるなど、危機的状況で時々起る超人的力は、これら副腎ホルモンが関与している。

第5章　内分泌・自律神経・免疫

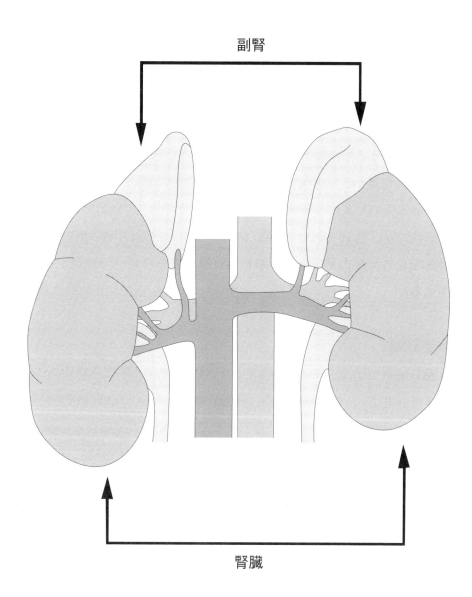

● 副腎皮質

　副腎皮質は3つの帯に分類され、それぞれが異なるホルモンを分泌する。最も外側の球状帯からアルドステロンというホルモンが分泌される。次の束状帯からコルチゾール、最も内側の網状帯からプロゲステロン、エストロゲン、テストステリン、DHEA、DHEAsなどといった性ホルモンおよびその前駆物質が分泌される。

　アルドステロンは血液中や細胞、細胞間領域の間質液のナトリウム濃度とカリウム濃度、ひいては体液平衡を制御する主要ホルモンである。

　コルチゾールは脂肪、タンパク質、炭水化物の代謝を制御し、抗炎症作用、ストレス反応の正常化、血糖値、免疫反応の調整などをおこなう。しかし、体に過剰投与されると、骨が脆くなり、骨格筋の委縮、リンパ組織の委縮などが起こる。

　性ホルモンは主に性腺（卵巣と精巣）でつくられるが、副腎網状帯は男女の性ホルモンの補助的な役割をする。また女性において男性ホルモン、男性において女性ホルモンを生産することによって、優位な性ホルモンの効果を適度なバランスに保つ。DHEAとその比較的不活性な前駆物質であるDHEAsは、網状帯で生産される主要ホルモンである。

第 5 章　内分泌・自律神経・免疫

● アドレナル・ファティーグ

「アドレナル・ファティーグ」とは、翻訳すれば、副腎疲労である。アメリカのジョナサン・V・ライト医学博士によると、以下のような症状がある人にはこの疾患が疑われるとのことである。

・朝起きるのがつらい
・疲れがとれない
・塩辛い食べ物が無性に欲しくなる
・倦怠感
・日常的なことが、とても疲れる
・性欲の低下
・病気や怪我から回復するのに時間がかかる
・頭がクラクラする
・軽度のうつ
・人生が虚しい
・PMS（月経前症候群）の悪化
・カフェインがないと、仕事ができない
・思考が定まらず、ボーっとする
・記憶があやふや
・午後3時から4時の間はぼんやりしている。夕食後、やっと元気になる。
・仕事がはかどらない

これらの症状のうち１つだけでは副腎疲労の決定的な診断を下すことはできないが、その可能性が考えられる。もしこれらの多くの症状に対して身に覚えがあると感じれば、あなたは副腎疲労を患っているに違いない。
　適切な量のストレスは我々の身体には必要であるが、過剰なストレス、もしくはストレスが余りに長期間に及ぶと、ストレスを許容できなくなり体調を壊す。この過剰なストレスに最初にダメージを受けるのが副腎である。副腎がストレスの腺であると言われる所以である。

　医療の現場でよく使われているステロイド剤は副腎皮質ホルモンであるが、合成ホルモンであり、同一構造ではないために同じ機能は果たさない。体の生理的な必要性を超えて摂取すれば、副作用は数多く広範囲にわたる。わずか２、３日の服用後でさえ、副腎機能が正常に戻るまでには数日から数週間かかる。長期にわたって服用した場合は、副腎が回復し自分でホルモンを生産するまでには、数ヶ月から数年を要する。完全には回復しないケースもある。
　これが、一旦ステロイド剤を服用すると、やめるのが非常に難しい理由である。ステロイド剤の服用を中止すると、副腎の活動が抑制されているため、体調が急降下し、症状が以前よりも悪い状態に逆戻りするという、どうしょうもないジレンマ状態に陥る。だから、服用し続けることになるが、長く服用すると、副腎が適切な機能を取り戻すのはより困難になる。

第5章　内分泌・自律神経・免疫

甲状腺

　甲状腺は、頸部前面に位置する内分泌器官で、発生的には内胚葉、**鰓腸**由来の器官である。甲状腺はストレスの影響に敏感な、副腎に次ぐもうひとつの内分泌腺である。

　多くの機能をもつ副腎とは異なり、甲状腺はひとつの重要な機能をもつ。それは、体内の個々の細胞におけるエネルギーの生成である。

　健康な動物の甲状腺を切除すると、代謝の働きのすべてが低下する。たとえばウサギでは、甲状腺を切除すると5日から7日のうちに体温の低下が始まる。細胞レベルの熱エネルギーの生産が低下するからである。

　甲状腺は、成長のプロセスに重要な役割を果たしている。働きが欠如したり、正常なレベルよりもずっと低い働きしかしなかったりした場合には、成長も成熟も起こらない。オタマジャクシの甲状腺を切除すると蛙になれない。成長が止まってしまう。

　甲状腺と他の内分泌腺は相互に関連している。例えば顕著な甲状腺機能の低下があると、性腺の働きにも影響して性的な発達を遅れさせたり、性機能を低下させたり、性欲の喪失といったことも起きる。女性では生理のトラブルが頻繁に起きる。

　甲状腺機能低下による症状には、繰り返す感染症、皮膚のトラブル、生理のトラブル、記憶力の低下や乱れ、集中力の欠如、疲労感、緩慢な動作、頭痛、抑うつ症状などがある。

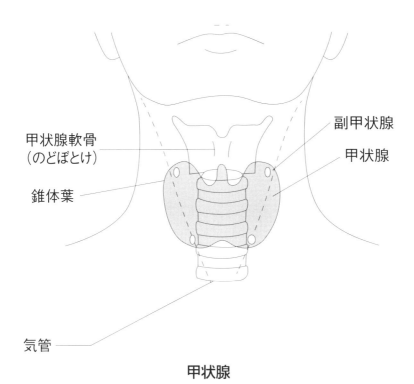

甲状腺

野口整体では、

生理の1、2週間前から甲状腺ホルモンが働きだす。その観察点が頸椎4番の三側。そこに左右差があると、感情が不安定になる。

甲状腺異常の呈する症状として、リウマチ、生殖器発育不全、中性の体、糖尿病、癰（はれもの）や癤（おでき）が出来やすい、蕁麻疹が出来やすい、ヒステリー、近眼、乗り物酔い、雷が怖い、皮膚がゆるい、多汗、はげ、白髪、無月経、不妊、動悸、短気、腋臭、太りすぎ、やせすぎ、卵巣の異常をおこしやすい、しみ、そばかす、アデノイド、食欲の減退する吐き気、陰毛の白髪、扁桃腺がはれやすいなど。

女性の不定愁訴の背景には、必ずといっていいほどに甲状腺異常があるということだ！

甲状腺機能低下した患者のなかには、それとは診断されずに心療内科を紹介され、心身症、うつ病として治療をうけているケースもある。なぜ、医療の現場で甲状腺機能低下は見逃されてしまうのか？

その原因のひとつに検査法がある。先に述べたアドレナル・ファティーグのように、甲状腺の病的な異常になる前の「甲状腺疲労」を正確に測定する検査法がないからである。明らかな甲状腺の機能亢進や低下は、血中の甲状腺ホルモンのT3、T4、TSHの数値でもって診断できるが、「甲状腺疲労」レベルを正確に診断する信頼できる検査法がないのが実情である。

アメリカのB・O・バーンズ医師によると、30年間の臨床経験から、腋の下の体温で36.5～36.8度が正常な範囲、36.5度より低い体温は甲状腺機能低下症、反対に36.8度以上を超える体温は甲状腺機能亢進を示している。
　日本の女性はアメリカの女性よりも体温が低いので、筆者は体温が36度よりも低い場合は甲状腺機能低下を疑っている。

　甲状腺の治療は、頸椎4番の三側か、頸椎6番の一側、ツボは左右ではなく硬結側にとる。

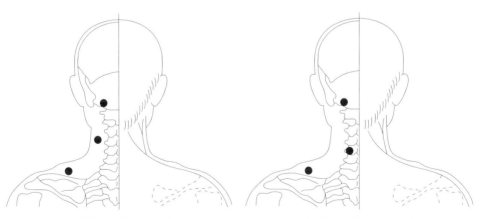

　　　頸椎4番の三側　　　　　　　頸椎6番の一側

第5章　内分泌・自律神経・免疫

背骨一側9・7・8操法

　野口整体には、9・7・8番の一側のショックという高度な技術が要求される操法がある。副腎の調整であるが、他にも食べ過ぎによる自家中毒、放射線や農薬、化学薬品（とくにホルモン剤）、ダイオキシンのような公害物質などによる中毒、自家用ホルモンによる中毒（更年期の女性によく見受けられる甲状腺機能低下）などの症状に対しておこなわれる整体独自の操法である。
　9・7・8一側の治療は、背骨を7椎に区分けする原理に基づいている。即ち、背骨は7椎で左右に交流している。

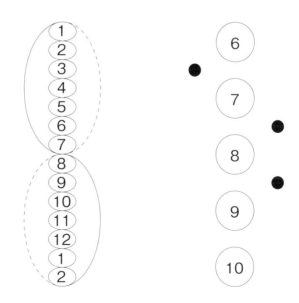

胸椎7番が左であれば胸椎8番と胸椎9番は右側となる。一方、胸椎7番が右側であれば胸椎8番と胸椎9番は逆の左側となる。多くは、前者である。
　野口整体の9・7・8操法は、ホルモンを理解すると更にその応範囲は大きく広がる。

　ホルモンには脂溶性と水溶性があり、水溶性ホルモンの受容体（レセプター）は細胞膜に存在するが、脂溶性ホルモンは受容体が細胞内（細胞質や核）にある。

　　水溶性ホルモン　　・ペプチド系ホルモン
　　　　　　　　　　　・タンパク質系ホルモン
　　　　　　　　　　　・カテコールアミン
　　　　　　　　　　　・プロスタグランジン系ホルモン
　　脂溶性ホルモン　　・甲状腺ホルモン
　　　　　　　　　　　・ステロイドホルモン合成される
　　　　　　　　　　　　（性ホルモン、黄体ホルモン、卵胞ホルモン、
　　　　　　　　　　　　男性ホルモン、アルドステロン、コルチゾール、
　　　　　　　　　　　　グルココルチコイド、ミネラルコルチコイド、
　　　　　　　　　　　　コルチコステロン）

　脂溶性ホルモンである甲状腺やステロイドホルモンは、細胞外シグ

第5章　内分泌・自律神経・免疫

ナル分子が細胞膜を透過し、そのまま細胞内シグナル分子として機能し、細胞質内の受容体に働きかけて直接転写を制御する。
　一方、水溶性ホルモン（アドレナリン、ノルアドレナリンなど）は、細胞膜表面のレセプターにおいて細胞外シグナルから細胞内シグナルへの変換が行なわれる。
　つまり、脂溶性ホルモンと水溶性ホルモンは情報伝達経路が異なっている。この違いは即、野口整体の9・7・8操法に当てはまる。
　つまり、脂溶性ホルモンの甲状腺や副腎を調整するのと、水溶性ホルモンのアドレナリン、ノルアドレナリンが過剰な交感神経の調整は違うということだ！
　筆者が独自に開発したNAM治療においては、通電する音が違ってくる。また、取穴するツボも違ってくる。交感神経の緊張を緩和（ストレス抜き）するには9・7・8操法の後に左胸椎8番の二側のツボを加えて交感神経の過剰な興奮（熱）を抜く。

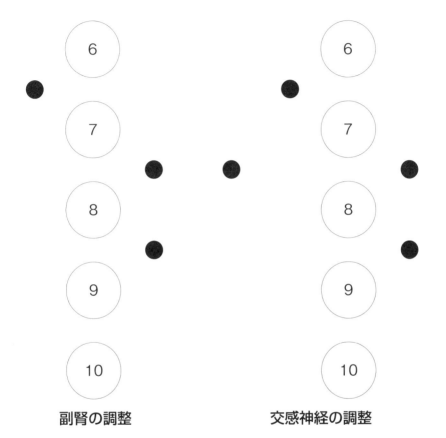

第5章　内分泌・自律神経・免疫

性腺

　精巣からテストステロン、卵巣からエストロゲン、プロゲステロンといった性ホルモンが分泌される。この性ホルモンは、ステロイドホルモンの一種で、その作用によって男性は男らしい体つき、女性は女らしい体つきになる。性ホルモンは主に性腺（卵巣と精巣）でつくられるが、副腎皮質でも男女の性ホルモンは補助的につくられる。

　多くのホルモンの分泌は加齢とともに低下するが、特に卵巣から分泌されるエストロゲンとプロゲステロンは50歳頃に急激に分泌が停止し、いわゆる閉経が起きる。

　エストロゲンの欠乏は、ほてりや心悸亢進、抑うつ症状など更年期障害の原因となる他、様々な病気の発症とも関係することが医学的に判明している。

▼エストロゲンの量の変化

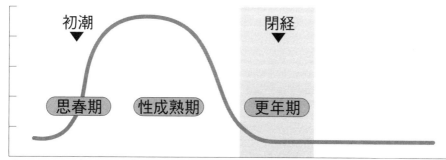

年齢によるエストロゲンの変化とその症状

男性では、20歳頃をピークにテストステロンは緩やかに低下してくる。個人差も大きい。女性の閉経のような急激な低下はみられないので、女性の更年期障害のような劇的な変化はみられないが、テストステロンの低い男性には職場や家庭のストレスや環境の変化をきっかけにして、女性の更年期障害と同様な症状を呈することがある。

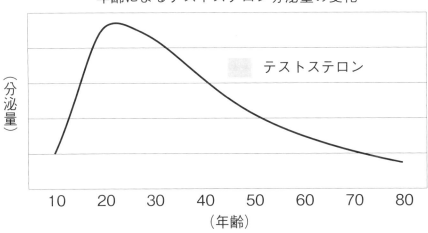

年齢によるテストステロン分泌量の変化

　閉経したら、卵巣で性ホルモンをつくらなくなるから外部から補充しなければならない。このような理由から、ホルモン剤を注射や経口で補充するホルモン補充療法が盛んにおこなわれてきた。ヨーロッパでは、50％以上の女性が更年期になるとホルモン剤を使用していた。しかし、2002年にアメリカで、長期におこなうと乳がんと血栓症（心筋梗塞など）のリスクが高くなるという論文が発表されてからは、反

第5章　内分泌・自律神経・免疫

省期となった。

　性ホルモンは主に性腺（卵巣と精巣）でつくられるが、副腎皮質でも男女の性ホルモンは補助的につくられている。このことは、閉経や加齢で性腺から分泌される性ホルモン量が減少する更年期や還暦前後に重要な意味をもつ。
　つまり、更年期、還暦前後は、副腎を強化して性ホルモンの分泌低下の弊害を防ぐことができる。副腎には、性ホルモンが減少したら、それを補うだけの余白がまだ残されている。何も外部から人為的につくられた性ホルモン剤を補充するのではなく、体内で自らの力でつくり出すことができる。
　また、性ホルモンは、性腺だけではなくホルモン系全体のバランスの中にある。加齢によって、性ホルモン量が低下してもホルモン系全体でバランスが保たれていれば何ら支障はない。

1・6水局

　1・6水局の意味は、1数と6数が化学反応を起こして水の作用をもつこと。　人体において、1・6水局した臓器に腎臓がある。

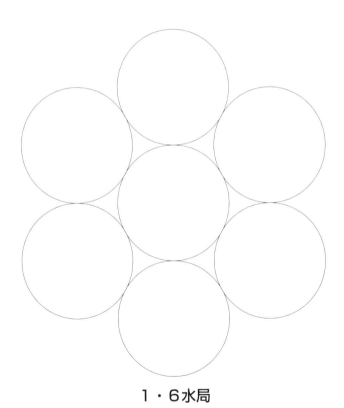

1・6水局

第5章　内分泌・自律神経・免疫

　脊椎動物の歴史を振り返ると、腎臓ははじめ首の部分にあった（前腎）。それがやがて魚類・両生類では、胸のあたりに下がり（中腎）、ついには、陸上の動物では腹部に落ち着く（後腎）。このように動物の分化とともに、次第に尾の方へ新しい形の腎臓がうまれ、古いものは消えていくのである。

　ちなみに、左右の前腎、中腎、後腎と下腹部にある膀胱で1・6水局している。我々は、腎臓の分化の段階にもまた1・6水局の面影を見ることができるのである。

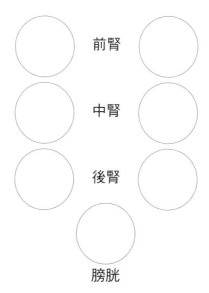

前腎、中腎、後腎、膀胱

1・6水局の原理でホルモン系のバランスを読み解くと、下垂体と甲状腺、副腎、卵巣（精巣）の関係もまた1・6水局していることが分かる。そして、中心の下垂体は水火合一している。1・6水局した中心は水火合一している訳だが、ここのところに自然の深い秘密が隠されている。なかなか一筋縄ではいかないところであり、気の世界の難しいところでもある。詳細は、拙著『鍼灸医学を素問する』（医学舎）に。

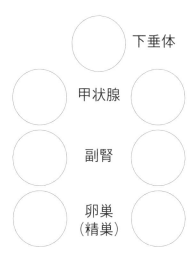

下垂体、副腎、甲状腺、性腺

第6章

骨盤を核とした女性専用医療

第6章　骨盤を核とした女性専用医療

審美医療

　今からおよそ20年前に、女性の病気は美しくなれば消えるという予感めいたものを感じた。以来、女性の病気治療目的に女性を美しくする様々な治療法を試み、外側から美しくする手段としてクリニック内にエステ部門を導入したこともあった。

　そして、内側から美しくするためには、骨盤の動きを良くすることが不可欠であることが次第に判明し、女性の美しさは骨盤に裏打ちされ、保証されていると考えるに至った。

　女性なら誰でも一度は経験あるかと思うが、朝の化粧のりが良いだけで、その日一日がルンルン気分で、調子がいい。女性にとって美しさは、心身に多大な影響を及ぼすのである。

　女性を美しくする業種は、ファッション、美容、エステなどに限らない。医療も介入できる領域である。否、女性専門医療としては、その根幹に位置すべき聖なる領域であると筆者は考えている。なぜなら、女性は美しくなれば病気は自然と消えてなくなるからである。

　女性は美に対してどこまでも積極的であり、たいへん貪欲である。この積極性を医療に応用しない手はない！

　審美医療こそ、女性だけの、女性専用の医療となり得る。しかし、ただ外見だけの美しさの追求ではその任を果たすことはできない。内側から滲み出てくる美しさを提供できてこそ初めてその資格をもつ。

男女は異質

　男女は異質である。或る女流作家は、「男女の違いはコーヒーとそれを入れるコーヒーカップほど違う。コーヒーと紅茶の違い程度ではない」といみじくも述べている。

　東洋医学的な表現をすれば、女性は**水**、男性は**火**の質となる。水は育み、火は創る働きをもつ。今まで現代医療はこの性差を長年にわたって無視してきたが、最近になってついにその違いに気付いたようである。

　たとえば、心筋梗塞は表面にある大きな血管である冠動脈の閉塞が原因として考えられてきたが、女性の場合は男性とは異なり冠動脈よりも心臓の深部の微小血管に問題があることが判明してきた。また、脳における男女差では、海馬は女性の方が男性より、扁桃体は逆に男性の方が女性よりも感受性が強い。自閉症は男性、うつ病やアルツハイマー病は女性の方が多くなるのはそのためである。

　男女の違いは性的な興奮の仕方によく表れている。火の質である男性の象徴は固くいきり立つ男根。一方、女性は膣が濡れ、股を広げて男性を受け入れる姿勢をとる。男性は緊張、女性は弛緩である。

　最近、相手の気持ちが理解できないという理由で離婚するカップルが増えてきていると言う。しかし身体から捉えると、男性が女性を理解できない、女性が男性を理解できないことは当たり前のことである。お互いにまったく異質なのだから理解できなくて当然である。頭で理

解しようとすること自体に無理がある。

　子は 鎹(かすがい) と昔から言うのは、異質な男と女をくっつける鎹（建材の合わせ目をつなぎとめるために打ち込む両端の曲がった大釘）のような働きを子どもが持っているからである。夫婦で反発しても子どもが間に入ると丸く収まることは、長く夫婦を共にしている者たちなら経験として誰でも知っていることである。面倒くさい結婚制度や、派手に皆の前で結婚式を挙げるのも、実は離婚の抑止力としての効果を期待してのことなのではないだろうか？

排卵日と月経

　女性の月経は身体的には月に一回の大掃除と捉えられる。それ故、月経が整っていれば女性の身体は整っていると考えてそう間違いはないであろう。

　月経の初日に、骨盤は開く。
　そして、２日目に最大に開く。出血量が最も多く、一番排泄が高まる。
　そして、３日目。月経という期間からすると、２日目までで２日目に排泄が高まれば、３日目というのはそれほど排泄が必要なくなる。それ故、骨盤の動きが閉まるという動きになる方向にいく。そして、４日でぴたっと終わると骨盤が中心に集まってくる。
　排卵時には、骨盤が引き締まってくる。

女性特有の月経を祭りに例えてみると、排卵日が祭り当日、月経は祭りの後始末の大掃除となる。つまり、月に一度ある月経という生理現象の主役はあくまでも排卵にあり、出血を伴う月経は祭りの後の大掃除に過ぎない。

　排卵当日は、褌一丁の男衆（数億の精子）が、今か今かと天を見上げて天女（卵子）が舞い降りてくるのを、首を長くして待ち受けている。今風に表現するならば、レッドカーペット上を、手を振ってゆっくりと歩く色艶やかに着飾った映画スターを待ち受けているようなものであろうか。

　月経痛で苦しんでいる女性は、自分が祭神の祭りを楽しむことを知らずに、ただその後始末の大掃除に疲れ果てているようなものである。

　月に一度ある月経の起点は排卵日にあり、月経の始まる日ではない。そして排卵日は、女性にとっては月に一度**女神に化身する日**でもある。このことを理解し、実践して生きる女性は健康で美しい。

第6章　骨盤を核とした女性専用医療

女性専用医療としての骨盤調整

　骨盤調整は基本的には月経直後におこなう。その理由は、月経直後には骨盤が動き易くなるからである。排卵日を知覚できるのであれば、排卵前後にも骨盤調整はできる。

　骨盤は左右均等ではなく、左の骨盤は閉まり気味に、右の骨盤は上方に位置するのがいい状態である。身体の弾力があると骨盤の開閉力がつき、自然にこの状態になっている。
　骨盤の動きが左右で違うのであれば、役割も当然異なる。左の骨盤は**交感神経**と関わり、排泄力をつかさどる。内臓では心臓、腎臓、膀胱、子宮、大腸と関係があり、左骨盤が開くと動悸や息切れ、めまい、吐き気、眠気、食べすぎ、左の片頭痛、左の肩コリ、左手のしびれ、生理不順、便秘、朝起きにくい、体がだるい、肥満などの症状が起こりやすくなる。
　一方、右の骨盤は**副交感神経**と密接に関わり、吸収力をつかさどる。内臓では肺、肝臓、副腎、胃、小腸と関係があり、右骨盤が下がると消化不良や胸やけ、下痢、不眠、肺炎、肝炎、糖尿病、ガン、体重の減少、リラックスできないなどの症状が起こる。

　整った骨盤は、左が締まり、右が挙がった状態になっている。この状態のとき、自律神経が活性化し、健康的な状態である。ちなみに、

左の骨盤には動脈の状況が反映され、右の骨盤には静脈が反映される。

　このことは、脊椎動物の進化の過程からも納得がいく。左右にあった動脈は左側が残り、左右にあった静脈は右側が残る。人体解剖においても、左心室から出た大動脈は背骨の左側を下降し、大静脈はその右側を走行していることは第四章で述べた通りである。

　最近の女性で気になるのが、骨盤底部の過剰緊張である。頭の過剰緊張、イライラ、不眠、精神不安、頭痛などを訴える女性によく見受けられるが、骨盤調整によって骨盤底部の緊張を弛めるとこれらの症状は次第に解消される。

● **右の骨盤調整**

　右の骨盤調整における取穴する「ツボ」は、長野式の下垂の治療穴（京門、大腸兪、腰椎4番の4横指外）と仙骨辺縁の白環兪、臀部の圧痛部位の3穴を取穴する。

　白環兪は、仙骨の辺縁の固い靭帯を仙骨の裏側に向かってえぐるようにハリを刺入する。ハリの深さは、4〜5センチほど。

　痩せている女性と肥満の女性では、当然ハリの刺入する深さは違ってくる。痩せている女性では、深く入れすぎると尿管を傷つけて、血尿になることが稀にあるので、ハリの刺入れする深さには十分に注意する必要がある。

　骨盤調整の原理は、白環兪と臀部の3穴でまず骨盤を弛める。し

かる後に、長野式の下垂の治療で骨盤を引き上げる。

最近になって、右の骨盤調整に腰椎2番の三側と胸椎11番一側（脊中）の2つのツボを加えた。治療効果は飛躍的に向上した。

胸椎11番は卵巣の機能と関連するツボである。女性が女性らしくなり、また子育てに不安を抱え、子育ての覚悟のない母親にこのツボを使うと意外と子育てがスムーズにいくようになる。胸椎11番が正常に動いてきて、始めて子供の気持ちが理解出来る。胸椎11番が育っていないから、子供を虐待したり、殺したりなど、理解不能な行為に繋がるのかも知れない。何はともあれ、母性と密接な関連性があるようだ。更年期治療の急処でもある。

腰椎2番の三側は内臓の疲れや栄養の吸収調整など腹部臓器の変動調整のツボである。特に、右側は肝臓や盲腸（ガスの出にくいとき）の調整点、倦怠感で身体がだるいときに有効である。

右の骨盤の動きと、**肝臓**は密接な関係がある。例えば、右側の腰痛だと、肝臓の疲労をまず疑う。ときおり、盲腸の手術後いわゆる古傷が原因の場合もあるが・・・。

肝臓の疲労と言えば、すぐにアルコールが浮かぶが、最近では甘いものの摂り過ぎが原因で肝臓が疲労している女性を多く見受ける。このような女性は皮膚によくトラブルを抱えており、特に目の周りが赤くなっているのは、甘いものの過剰摂取による肝臓疲労によるものと考えてほぼ間違いない。

骨盤調整において、月経不順などの症状は右の骨盤がよく反応する。このようなケースでは、右足が冷えているので足湯を同時にススメる。**過敏性大腸症候群**なども同様である。

　過敏性大腸症候群の女性（41歳）のケースでは、右の骨盤調整と足湯で随分と腹痛と下痢が改善された。更に、先に述べたリンパ循環の治療を加えると大便が通常の硬さの便になるほど著効した。

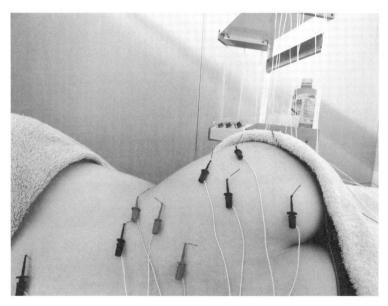

右の骨盤調整

第6章　骨盤を核とした女性専用医療

◇足湯

　足湯は、くるぶしの中央まで、もしくはくるぶしがかくれるくらいの熱めのお湯に足を浸ける。温度は、一般的にはそれぞれ、「入浴温度」より2度ほど高くするのを目安とする。

　時間は、6～7分間。途中で温度が下がらないことが肝心である。差し湯をしたりして、6分～7分間、ずっと熱いままを保つ。終わってみて、片方の足だけ赤くなり方が少なかったり、片方だけまだらに白かったりしたら、そちら側だけ更に1～2分余分に温めて、左右の赤さをそろえる。その間、赤くなっていた方の足は、よく拭いて乾いたタオルでくるむなどして冷えないようにする。

　終わったら、乾いたタオルで擦り上げるようによく拭いて、すぐに靴下などを履く。最後に、コップ一杯の水を飲んで終わりである。

● **左の骨盤調整**

　取穴する「ツボ」は、右の骨盤調整と同じである。NAM治療において、左右の骨盤調整の違いは通電する音にある。左側は骨盤を締める音、右側は引き上げる音を使う。また、骨盤の弛め方も左右で違う。

　左の骨盤調整は更年期の女性には不可欠である。腰椎2番の三側の左側は、右側とは異なり胃（食欲不振など）や腸（大便が出にくいとき）の調整点、感情の抑圧を発散させるのに有効である。

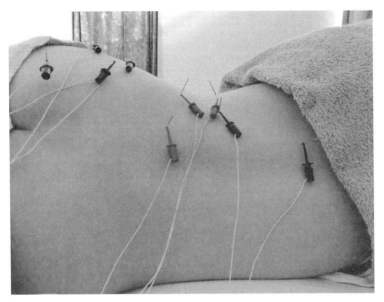

左の骨盤調整

第6章　骨盤を核とした女性専用医療

美容鍼——顔の肌はエラだった？

　発生学的には、顔の表情筋は魚のエラの部分が肩代わりしたものである。魚のエラは**鰓腸**と呼ばれる腸の一部分である。つまり、魚のエラと顔の表情筋は同郷の仲間、親戚なのだ。

　だから、昔の人は「肌はお腹の健康状態を映し出す鏡」と言ったのである。顔の肌荒れは単なる肌だけの問題ではなく、内臓強いては腸が深く関わっている。それ故、肌アレを治すには、肌をツルツルピカピカに光り輝かせるには顔の肌の手入れだけでは不十分である。同時に、内臓も手入れや治療が必要となってくる。

　解剖学者・三木成夫は、内臓由来の「**こころ**」と脳の**意識**を区別した。何か訳の分からない不安、ざわざわする、そこはかとした何か……、これらの心情の元は内臓（腸）にあると三木成夫は考えた。美容鍼で顔の表情筋の強張りをとると、気分が何となくスッキリし、明るくなるのはそのためである。

　現代の多くの女性の表情筋はたいへん強張っている。それ程に、仕事で我慢や緊張を強いられ、無理な笑顔をつくらざるを得ない状況にその身を置いているということだろう。人前では明るく元気に振舞っても、部屋に帰って一人になると途端に憂鬱になり、ため息ばかりが出る、何もする気になれない……、このような症状を抱え込んでいる女性はたくさんいる。

その原因が内臓や顔の表情筋の強張りにあることを知らずに心療内科を受診して、うつ病と診断され、抗うつ剤を服用している女性も意外と多いのではないだろうか。
　このような訴えをもつ女性には、美容鍼を勧めたい。心療内科を受診する前に、まずは美容鍼を試してみることをおススメする。顔の浮腫みがとれ、目元がスッキリ、お肌もスベスベになり、気分までもがスッキリ、明るくなってくるに違いない。

　美容鍼の適応は美肌効果だけではない！
　その適応症は、心療内科や消化器内科にまで広がっている。それ故に、筆者は美容鍼を骨盤調整と共に女性専用の審美医療の中核に据えている。

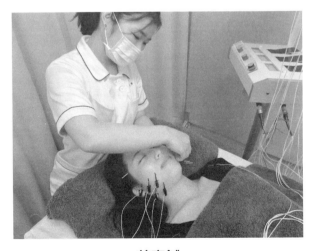

美容鍼

恥骨調整

　野口整体には恥骨操法がある。「皮膚病一切奇妙」と紹介され、ニキビ、そばかす、シミ、アトピー性皮膚炎、火傷、日焼け、切り傷、化膿、水虫など皮膚症状全般に効果がある。鼻や喉の異常にも効果があり、鼻が詰まって寝苦しい時などに、仰向けの状態で恥骨にしばらく気を通していますと鼻が通って呼吸が楽になる。

　まずは、仰向けになる。
　恥骨の左角と右角を上（頭の方向）から押して、どちらが痛いのかを調べる。

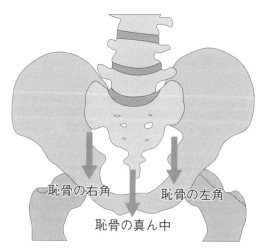

　NAM治療の恥骨調整は、左右の恥骨の角（「衝門」辺り）と恥骨上縁の「曲骨」、左右の「章門」の５つのツボをとる。

恥骨というと皮膚病の急処として有名だが、もちろん骨盤の一部なので骨盤調整にも使う。特に、骨盤が捻じれているケースに骨盤調整と併用すると著効(ちょこう)する。

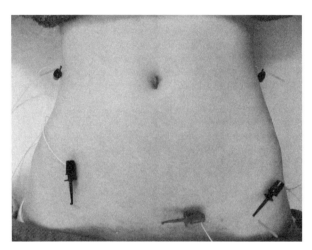

恥骨調整

女性の更年期について

更年期は女性の一生で最も身体が壊れる、壊れやすい時期である。現に、更年期前後に乳がん、子宮がん、うつ病などにかかる人はたくさんいる。この時期の身体をリセットできるか否かは、その後の健康で爽やかに生きるか、病気になって悶々として生きるかの分岐点になる。

第6章　骨盤を核とした女性専用医療

　更年期とは何か？
　医学的な解釈はさておき、**変身**のときである。更年期障害とは、その変身に手間取っていると考えられる。

　閉経すると、月経がなくなり生殖から解放される。閉経後の心身はとてもシンプルである。妊娠という複雑系から開放され、身も心も自由で軽やかになる。今流に言えば、省エネの身体を手にすることになる。
　更年期障害とは、重装備の身体から省エネの身体へ移り変わるのに手間取っている。もしくは、変身がうまくできていないのである。
　更年期に**身体のリセット**ができると、身体は省エネ構造へ改造される。燃費効率が良く、排ガス対策も万全な乗り心地満点の省エネカーである。車体の色は自分の好きな色に塗り替えることだって簡単にでき、BGMはクラシック音楽、ジャズ、演歌、ニューミュージックなど、何だって聴くことができる。
　しかし一方、省エネ改造がうまくいかないと、これまで走り続けていた古びた10トントラックを走らせるようなものである。真っ黒い排気ガスを撒き散らし、少し走らせただけですぐにエンストし、何かとトラブルを起こす。更年期後の女性が3人集まれば、病気の話に花が咲くのはそのためである。

　裡なる歪みをリセットして、何十年と長きにわたって溜まった毒素

を排毒して、新たなる生命の息吹、芽吹きを立ち上げることができると、更年期は新しい人生のスタートとなる。

　第二の思春期が始まると言っても決して過言ではない。

　閉経後は醜く、ただ老いていくばかりでは決してない。若いときには味わえなかった爽やかで、味わい深い人生が待ち受けているのである。

　以前、70歳代の脳梗塞の後遺症で、車イスで通院していた男性の患者がいた。この男性がしみじみと言った言葉が、今でも強く私の記憶のなかに残っている。

　「退職後は、のんびりと趣味の焼き物をしようと道具一式を買ったが手付かずのままです。病気で退職後の人生設計がすべて狂ってしまいました」

　笑いながら語っていたが、傍らの奥さんの手を借りなければ何もできない自分が歯がゆくてどうしょうもない、そんな印象を受けた。

　人の一生は、頭で考えた都合通りにはいかない。目の前の都合を優先すれば、後からしっぺ返しが来る。特に、身体の問題は先送りしてはいけない。

第7章

心音治療

第7章　心音治療

心音

　母親の心臓は毎分70回ほどドクンドクンと脈打っている。この母親の心音が赤ちゃんの耳に聞こえるような添い寝をすると赤ちゃんの不安は解消され、とたんにすやすやと寝る。母親の心音は赤ちゃんに安らぎを与える。

　なぜ赤ちゃんは母親の心音を聞いただけでスヤスヤと寝入ってしまうのであろうか？
　赤ちゃんが母親のお腹の中でおよそ270日の間途切れることなくずっと聞き続けていた音だからだろうか？

　心臓の音と言っていますが、母親のお腹の中で胎児が聞いていた音は医学的に正確に言うと、大動脈の拍動音や大静脈の摩擦音、それに心臓の鼓動などが混ざり合った音である。
　解剖学者三木成夫氏の言葉を借りてもう少し文学的な表現で形容してみると。

※

　それは、絶え間なく響く母親の血潮のざわめき、潮騒である。子宮の壁をザーザーと打つ大動脈の拍動音、小川のせせらぎのような大静脈の摩擦音、そしてそれらの彼方に高らかに鳴り響く心臓の鼓動。それは何か宇宙空間の遠い彼方に消えていくような深い響きだ。銀

河星雲の渦巻きを銅鑼にして悠然と打ち鳴らすような……。

　これが「いのちの波」の象徴なのか。

　生の拍動のこれが根源というものか。

　宇宙の原響か……

※

　永遠の母性への回帰、それが母親の心音なのだろうか。生物進化38億年を再現するおよそ270日の間、胎児が母親のお腹の中で絶えることなく常に聞いていた音が、母親の心音である。生命の根幹に鳴り響く音霊でもある。

　原初の生命体の誕生した太古の昔から、そのからだの中に次から次へ取り込まれ、蓄えられながら延々と受け継がれてきたもの。三木成夫はそれを「**生命記憶**」と呼んでいる。

　母親の胎内は光の届かない闇の世界である。仏教の説く「南無」の世界である。その闇の中で常に力強く鳴り響いているのが母親の心音である。

　もし、貴方が閉ざされた暗闇の穴の中に独りいて、その穴の中でただ一つの音だけが聞こえていたとしたら……。

　胎児への影響力には計り知れないものがあることは想像に難くない。

第7章　心音治療

母と子の繋がり―絆

　胎児はお母さんのお腹の中で羊水のなかに浮いて、**臍の緒**でお母さんと直接結ばれている。

　昔から、「血のつながり」という言葉がある。お腹の中で母と子が臍の緒で結ばれたその状態から来た言葉であろう。解剖学的には、子供の腸が臍の穴から顔を出してお母さんの子宮の壁に吸い付いた図柄と見ればよい。

　しかし実際は、こうした直接の吸着はない。そこでは、腸のかわりに血管が伸び、臍の緒に導かれて子宮に到達し、その壁のなかの「血の池」に毛細血管の根を下ろす。すなわち、母胎の栄養は血液を介して子供の肉体にまで運ばれる。

　胎内では母と子は臍の緒で直接結ばれている、出産すると同時に臍の緒は切られる。次は、母親の血液は「**乳汁**」となって、子供の口から直接吸い取られ、子供の血となり肉となる。出産後も子供と母親の血の繋がりは継続される。

　一歳前後になると乳離れが起こり、母と子の血の繋がりは完全に途絶えてしまう。この後に登場してくるのは**絆**である。親子の絆、兄弟の絆、家族の絆など。直接的な血の繋がりに代わって、眼に見えない絆で、生まれた子供は親や兄弟との繋がりをもつ。

絆の根っこには、母と子の直接的な血の繋がりがある。

つまり、絆には意識以前の問題が大きく横たわっており、意識だけではどうしても解決できないということだ。そして、この母と子の絆はお産と生後13ヶ月間の子育てによって大きく決定付けられる。

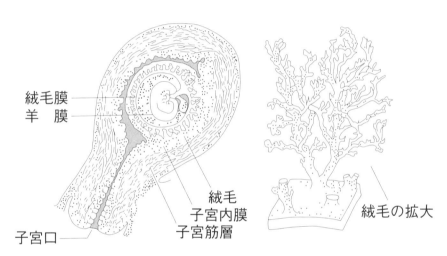

子宮粘膜に根をはる胎児

第7章　心音治療

子供の「育つ」を育てる心音治療

　子供は大人を小さくした生き物ではない。子供は日々成長している。子供の病気は、この成長する力を伸ばしてやれば自然に消えてなくなる。また、病気をしても子供のもつ自分の体力で経過することが大事である。子供が大人になる資格を備えているとも言える。

　時々風邪をひいたり下痢をしたりしている方が、将来を考えると素直な成長をする。
　無病のまま大人になった子供は弱い。

　子育てで最も肝要なことは「**育つ**」**を育てる**ことにある。心音治療は母子の絆を強め、子供の「育つ」を育てることができる。病気が治るのは、その結果に過ぎない。
　「育つ」を育てるから、子供は元気溌剌になる。育つ力を引き伸ばせば病気は自然に消えてなくなってしまう。学童児であれば学校の成績が良くなることも少なくない。本来、子供の病気とはそういうものではないだろうか。

● **心音治療の実際**

　まず、心音装置［mama heartone 932］で、母親の心音を録音する。2分30秒間録音し、これを2度再生して合計5分間通電する。

　次は、子供の腰にある「命門」と「身柱」、もしくは臍にある「神闕」と「身柱」の二ヶ所のツボに粘着パットを貼り付ける。後は、再生のボタンを押すだけ、操作はいたって簡単である。

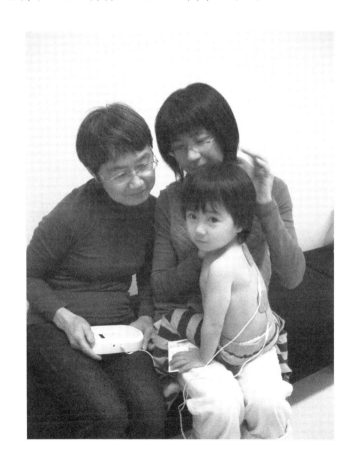

第7章　心音治療

心音治療の症例

● **多動の男児**

　1歳3ヶ月の男児。落ち着きがなくいつも動き回り、周りにある物を手当たり次第に壊して回り、その存在は周囲に不快感を与える。栄養状態はよく、栄養過多で肥り気味。授乳は未だ続けている。

　心音治療は週1回のペースで3ヶ月半が経過した頃、急に男児が変わった。断乳もスムーズに出来、行動も攻撃的でなくなり、よく笑い表情も穏やかになってきた。

　そのきっかけは、**母親の心境の変化**にあった。

　これまでの心音治療は母親の都合に合わせて通っていたのが子供のためと思うようになった途端に、断乳がスムーズに出来、子供が変化した。

　そうすると、これまで子供に近づかなかった祖父や祖母が急に子供を可愛がるようになり、父親も早く帰宅するようになり夫婦仲も円満になる。

　子供が変わったことによって、家庭の中に幸せのオーラが漂ってきた。子供には、家族関係や家族全体を変える物凄い力がある。

　そして、子育てに自信をなくしていた母親は、わが子の劇的な変化

によって自信を取り戻し、第二子を授かる。今は、二人の子供は元気に育ち、母親は育児支援の活動を精力的におこなっている。

● アトピー性皮膚炎の男児

　1歳2ヶ月の男児。顔は赤くただれ、肘や膝の裏、さらには背中とほぼ全身に湿疹を認める。何時も無表情に体中を掻きむしり、待合室では何も喋ることなく無表情でボーっとしている。子供としての覇気をまったく感じられない。

　週2回の心音治療をおこなう。治療に当たって、次のように母親にステロイド軟膏の使用は控えるように指導する。

　「今なら、アトピーは治ります。しかし、ステロイド軟膏を使用して大人になると、アトピーはまず治りません。だから、今は少しの間だけ我慢しましょう」

　ステロイド軟膏の使用を中止すると、一時的に症状は悪化する。この子も例にもれず、湿疹は広がり更に赤くただれた湿疹のところが浸出液によってジュクジュクになってきた。

　それを見た夫の母親は、激しく非難した。

　「私は息子のアトピーをステロイド軟膏で治したのに、嫁の貴女は子供をこんな酷い状態にして、何もしないで、ほったらかしにしている。何て親なの！」

　しかし、夫のからだにはアトピーが残っている。母親が塗ったステロイド軟膏では完治しなかったのだ。ステロイドには不信感をもつ

第7章　心音治療

が、アトピーの湿疹が悪くなっていくばかりのわが子は、これからどうなっていくのだろう……。

母親の不安が募っていく。夫からもステロイド軟膏を塗るようにと責められる。家庭の中に不穏で険悪な空気が漂う。皆に笑顔がない。子供の症状は一進一退。母親は、わが子と夫と姑の小言の間を右往左往するばかり……。

そんな状況下で、クリニックに来院すると、筆者からまた苦言を言われる。

「お母さんの不安が続く限り、子供のアトピーは治りませんよ。子供が安心できる拠り所にならないと。子供はお母さんなしには生きていけないのだから」

「お母さんの気持ちは分かります。わが子のアトピーが治るのだろうか？　悪くなっているのではないだろうか？　そのように不安になるのは、母親なら当然なことと思う。しかし、その不安が子供のアトピーを悪化させているのです。お母さんの不安は、すぐに子供に伝わります。不安を抱いて子育てをしている限り、子供のアトピーはなかなか改善しません。皮膚は心理面に強い影響を受けるからです」

「わが子を信じることです。わが子の『育つ力』を信じることです。信じる強さがなくては、子育てはうまくいきません。子育ての王道は、わが子を信じる強さなのです！」

母親は不安の中、一人で何をどうしたらよいか分からずに何度も何

度も右往左往したことでしょう。しかし、それでも母親は決断しました。

「この子は私が守る！　」

　母親が決断した途端に、子供は一変した。
　よく喋り、よく笑うようになり、眼が輝き、その眼に力が出てきた。これまでは、待合室で待っているときは、まったくの無表情、無言であったのが、キャッキャと大きな声で笑い、周囲にも笑顔を見せるようになった。
　この母親の劇的な変貌に、筆者は少なからず驚いた。当初は、母親になりきれていない、弱い母親にしか見えなかったからだ。
　そして、母親が変わると子供がこうも変わってしまうのかと、子供の変わりように私は感動した。
　わが子の問題になると母親は本当に強くなる。
　筆者は本当に心の底からうれしくなった。また、ひとつ教えられた。教えてもらった。
　「この子は私が守ります」と言い切った母親は、後日に筆者に次のように言いました。
　「子供の不安は私の不安だったのですね……」

　子供が元気に笑顔で夫に懐(なつ)いてくると、夫はわが子の急な変貌ぶ

第7章　心音治療

りに驚くと同時に、子供と話したり、接したりすることが楽しくてたまらなくなる。子供を中心にして、嫁と姑、夫婦の関係が円滑になり、笑顔が絶えることがなくなった。

　母親の強い決断ひとつで家庭がひとつにまとまり、皆が笑顔で、幸福に満たされるようになった。この引き金を引いたのが心音治療である。**心音治療には社会を変える力がある**と、筆者が言う所以である。

　男児の大まかな経過は以下の通りである。

　最初に、尿や便が臭くなり、大量の便が排出され、よく眠るようになる。1ヶ月過ぎた頃、緑色の便が大量に排出され、このあたりから元気になってくる。

　2か月過ぎた頃、40度の高熱、寝汗、大量の便の排出。

　3か月過ぎた頃から、抱いた時にずっしりと中身が充実してくる。

　5か月過ぎた頃、顔、お腹の湿疹が消失、湿疹は背中のみとなる。その後、37～38度の微熱を繰り返す。

　9か月過ぎ頃、黒っぽい便を大量に排出。

　心音治療を週2回のペースで、1年と2か月でほぼアトピー性皮膚炎が完治する。

妊娠中の母親の心音と生後13ヶ月に秘められた可能性

　整体創始者・野口晴哉は、生後の13ヶ月間を胎生期と見做した。生後13ヶ月間の赤ちゃんは、いまだ母親の胎内にいるときと同じ状況下にあるということだ。
　動物の子が生まれてすぐ歩き始めるのと、生後13ヶ月目が同じ時期に当たる。それは、ヒトが未熟児で生まれることを進化の過程で選択したということだろう。

　生後13ヶ月間は一生の基礎をつくる大切な時期なので、行動はすべて赤ちゃんの要求を中心にすべきである。潜在意識を決定する大事な時期でもある。無病で過ごすことが大切である。
　この時期に丈夫に育つ基礎さえきちんとしておけば、後はどんな環境に置かれても、それを乗り越えられる。何か事が起こると、その影響が後にまで成長の異常として残る。栄養がきちんとしていない子供だと、食べさせている間だけはよいが、病気などになるとすぐに萎びてしまう。
　生後13ヶ月間が胎生期と同じ状況下にある。このことを、もう少し拡大解釈してみる。

　妊娠中の子宮空間は羊膜、絨毛膜、子宮内膜という三つの膜によって外界と隔てられている。そして、出産と同時に胎内世界は消失し、

第 7 章　心音治療

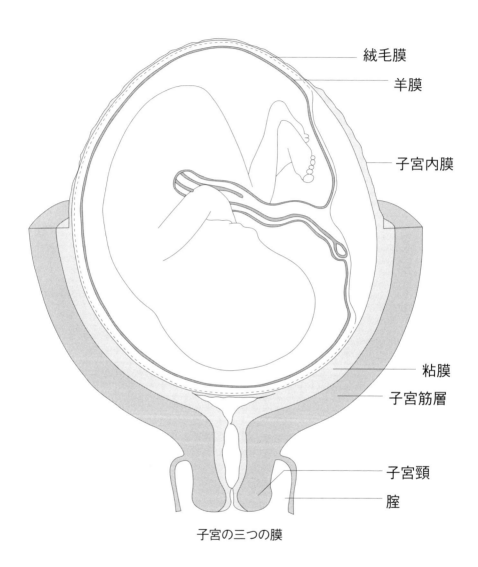

子宮の三つの膜

生れ落ちた赤ちゃんは外界つまり私たちが生きている三次元空間の中で生きることになる。便宜上、胎内を「幽」(隠れて潜むの意)、生れ落ちた世界を「顕」と表現する。

　生後13ヶ月間は「顕」と「幽」の狭間にあり、「顕」と「幽」が無意識下で繋がっている。潜在意識下で「顕」と「幽」の２つの世界を行き来しているのではないだろうか。

　もしそうならば、生後13ヶ月未満の子供に対して、生まれる以前の胎生期治療が可能になるのではないだろうか。

　再び胎内に逆戻りさせて再生させるかのような……。果たして、この夢のような治療は可能だろうか。

第 7 章　心音治療

オランダ飢饉出生コーホート研究

　第二次世界大戦の終結を目前にした数ヶ月の間に、オランダで悲惨な出来事が起きた。ドイツ軍により破壊工作によってオランダに運び込まれる食糧が封鎖されたのである。
　不幸なことに、その年の冬、オランダは記録的な寒さに見舞われ、運河は凍りつき、船による食糧輸送も途絶えた。おまけにドイツ軍によって堤防が破壊されオランダ西部の農地の大半は水浸しとなり、食糧不足はさらに深刻化した。

　1944 年、11 月末までは、アムステルダムを含むオランダ西部の主要都市では、住民の大半の摂取カロリーが、一日 1000 キロカロリーにまで落ち込んだ。
　活動的な女性が消費する 2300 キロカロリー、同じく男性の 2900 キロカロリーには遠く及ばない数値である。翌年の 2 月末、オランダ西部の一部の地域では、その値は 580 キロカロリーにまで低下した。食べるものは、パンとジャガイモと角砂糖くらい——食料不足はそれほど深刻であった。

　後年、母親の胎内にいた胎児への深刻な影響が判明した。「オランダ飢饉出生コーホート研究」（コーホートとは、共通する因子を持ち、観察対象とする集団のこと）は、栄養不足に関する大規模な研究の

草分けとなり、追跡調査は今も続いている。
　これまでに判明した事実は以下の通りである。

　◆飢饉の間に生まれた子供は、飢饉以前に生まれた子供に比べて、かなり体重が低い。出生体重の低さと新生児の病弱さに強い関連があることが明らかになった。
　◆胎児期の4ヶ月目から誕生までの間に飢饉を経験した人は、肥満になる割合が著しく高く、胎内で飢饉を経験しなかった人の、およそ2倍にもなることがわかった。
　◆母親の胎内でオランダ飢饉を体験した人は、統合失調症にかかるリスクが著しく高い。また、うつ病のような情緒障害も増加する。男性には、反社会人格障害の増加が認められた。
　◆対象を女性に限定しその出生時の体重を調べた結果、胎児期の7ヶ月以降に飢饉を経験した人は、異常に小さく生まれていることが確認された。しかし、その一方で、胎児期の最初の3ヶ月までに飢饉を体験した人は、標準より大きく生まれたことがわかった。胎児期初期の食糧不足のストレスを補おうとする反応が、胎内で起きたのであろうと推測された。
　◆50歳を過ぎると性別に関係なく、胎内で飢饉を体験した人は、飢饉を体験していない人より肥満になりやすかった。また、高血圧や心臓疾患、Ⅱ型糖尿病になっている人も多かった。しかし、どんな影響が出るかは、飢饉を体験した時期に大きく左右された。例えば、

第7章　心音治療

　心臓疾患と肥満は、胎児期初期の3ヶ月間の飢饉体験に関連していた。またその期間に飢饉を体験した女性は、乳がんになりやすかった。4ヶ月から6ヶ月までに体験した人は、肺と腎臓に多くの問題を抱えていた。耐糖能異常は、誕生前の3ヶ月間に飢饉を体験した人々において最も顕著であった。
　『エピジェネティクス操られる遺伝子』リチャード・C・フランシスより抜粋

心音治療による胎生期治療の可能性

　オランダ飢饉出生コーホート研究の報告で、私が特に注目したのが、生まれた子供にどんな影響が出るかは、飢饉を体験した胎児期に大きく左右される点である。

　例えば、心臓疾患と肥満は、胎児期初期の3ヶ月間の飢饉体験に関連している。またその期間に飢饉を体験した女性は、乳がんになりやすかった。4ヶ月から6ヶ月までに体験した人は、肺と腎臓に多くの問題を抱えていた。耐糖能異常は、誕生前の3ヶ月間に飢饉を体験した人々において最も顕著であった。

　心臓の原基が形成されるのが受精後19日、原始心臓が形成されるのが28日なので、胎児期初期の3ヶ月間と心臓疾患の関係はたいへん納得がいく。

また、胎児期の4ヶ月から6ヶ月と腎臓の関係についても、3ヶ月から腎臓が機能し始め、5ヶ月過ぎたころにその機能が完成するので、これも十分に納得がいく。

　妊娠後期の胎児期8ヶ月は皮下脂肪が増えて丸みを帯び、10ヶ月になると白色脂肪がついて体重が増えてくるので、この時期に飢饉の体験をすると耐糖能異常が起きることも頷ける。

　オランダ飢饉出生コーホート研究によって、**胎内環境が私たちの健康に長期的に影響する**ことを裏付ける、極めて説得力のある証拠がいくつも示された。

　胎児期が出生後の私たちの健康に大きな影響を与えるのなら、妊娠中の母親の心音を私が独自に開発した心音治療に応用したらどうなるであろうか？

　そこで、筆者は妊娠中の母親の心音を録音して登録する「**心音バンク**」を新たに設立した。

第7章　心音治療

心音バンク

　子育ての急所は妊娠中の胎児期にある。出産してから子育てが始まるのではなく、妊娠中に既に子育ての準備は始まっている。だから、妊娠中の母親の心音を録音しておくと、産後の子育てがたいへん楽になる。母親は、子育ての重圧から大きく解放され、子供はグズッたり、夜泣きすることなく、スクスクと元気に育つ。

　これらの理由から、私は妊娠中の母親の心音を録音して登録する**「心音バンク」**を設立した。お母さんを選んで生まれてくるわが子へ贈るお母さんからの至宝の贈り物、それが「心音バンク」である。

　妊娠中の母親の心音を録音するのに一番大事な時期は、何といっても**妊娠5ヶ月前後**である。この時期に胎盤が完成し、胎児の腎臓の機能が完成する。特に、子供がつかまり立ちを始める頃に使うと著効する。この時期の心音があるとないとでは、生まれてからの子育てに雲泥の差が生じる。

　次に、**妊娠7ヶ月過ぎ**である。この時期に聴覚、味覚、臭覚といった五感が発達し、腸に胎便が溜まり、睡眠と覚醒のリズムが確立される。沖縄には、「ななちちゃ」という方言がある。妊娠7か月の早産で生まれた子供は育つという意味だそうだ。数霊では、7は完成という意味があるので、7か月の胎児は一応完成体と見做すことができるのではないだろうか。

先天性の心臓疾患のあるケースでは、**妊娠前期**（妊娠3か月以前）の母親の心音があると良いと考えるが、今現在はその検証はできていない。

寝返りの新事実

生後5か月前後になると、子供は寝返りをうつようになる。それまでは仰向けにされたら亀のようにただ手足をバタバタさせるだけだったのが、クルリと体を反転させることができるようになる。

寝返りをうつとは現象的には身体の裏表の逆転であるが、それはまた**陰陽の気の逆転**でもある。しかし、それだけではなかったのだ！
妊娠中の母親の心音を使った心音治療で実に意外なことが判明した。そのキッカケになった一症例を以下に述べる。

生まれてからずっと妊娠中の心音を使った心音治療でスクスク育っていた女児が、寝返りをうつ頃（生後5ヶ月過ぎ）から、心音治療をおこなった直後に急にグズルようになった。母親にベッタリとくっついて離れない。お風呂などで母親が離れると、「ママー」と大泣きをする。夜寝るときも母親の腕枕で寝たがる。特に、夜になると心理面が不安定になった。
余りに頻繁に続くので妊娠中の心音を止めて、目の前の母親の心

第7章　心音治療

音で心音治療をおこなってみた。その結果、お風呂などで母親が離れても泣かなくなり、夜も腕枕なしでも問題なく寝てくれるようになった。

　生まれてから寝返りをうつまでは、妊娠中の心音で何ら問題なかったのが、寝返りをうてるようになってくると、なぜ急にグズり、心理面が不安定になったのか？
　筆者は次のように考えた。
　寝返りとは、**先天の気と後天の気の逆転**である。
　つまり、寝返り前の子供にとっては先天の気（胎内の気）が優位であるが、後天の気が次第に強くなり先天の気より後天の気が優位になって初めて寝返りをうてるようになる。
　このことに気付いてから、妊娠中の母親の心音は、寝返りをうてるようになってからは子供が病気をした時以外は使わないことにした。但し、つかまり立ちをする生後10か月頃には妊娠5か月前後の母親の心音は使用する。

妊娠5か月の心音を使った一症例

　つかまり立ちを始めた生後10ヶ月ころの女児に、妊娠5ヶ月の母親の心音をつかった初めてのケースである。
　東洋医学では、骨と腎は密接な関連性があると説かれている。それ故、重力に抗って立ち上がろうとする時期は腎臓を強化する必要がある。腎臓は、妊娠3ヶ月ころから機能し始め、妊娠5ヶ月ころに完成する。腎臓の機能を強化させるためには、この腎臓の機能が完成する妊娠5ヶ月ころの心音が効くに違いないと考えたからである。

　結果は、素晴らしい！　の一言に尽きた。筆者の目論みは見事に的中した。
　女児は一変した！
　一皮剥けたみたいに肌はツルツル、穏やかな表情になり、一回り大きくなったように感じた。
　母親によく聞いてみると、心音治療した夜には大量な汗をかく。普段は汗をかいても布団が濡れることはなかったが、その日は布団が濡れるほどたくさんの汗をかいた。
　その翌日に大量の便が出た。泥状の便で色は薄い茶色。心理面がたいへん穏やかになる。
　自分が不快だと感じたときには「ギャー」と言っていたのが言わなくなった。表情も柔らかくなった。入浴後、祖母に湯上げをしてもらっ

第7章　心音治療

てもギャーギャー泣かない。母親がお風呂から出てくるのを待つことができた。オッパイを頻繁に欲しがるようになる。その余りにも劇的な変化に、夫や祖母もビックリしていたとのことである。

子供の病気について

　子供の病気は大人の病気とは違う。病気を一つ一つ乗り越えて、子供は体を完成させる。熱などはその典型である。熱をだすことによって、子供は親から受け継いだ毒素を解毒し、成長の節目を乗り切っていく。

　子供は一直線に成長するのではなく、竹の節のように幾つもの節を乗り越えて成長していく。節を乗り越えるときに、熱がでたり、風邪をひいたり、また下痢や食欲がなくなったりする。このように子供が成長していく姿を、昔の人は「**子供は熱をだしながら大きくなる**」と言った。

　しかるに、現代医療は子供の病気も大人の病気も同じように取り扱っている。ワクチン接種などはその代表である。麻疹を自然に経過した後には、呼吸器が育ち、元気ではきはきした感じがでてくる。水疱瘡は腎臓が育ち、腰がすわった落ち着いた感じがでてくる。おたふく風邪は、子宮や卵巣、男の子なら精巣がしっかり成長して、急に女らしく、男らしくなってくる。

　私たち人類は、病気をも子供の成長に活用し、その体を完成させ

ている。病気や熱を必要以上に恐れて安易に薬に頼るような子育ては慎むべきである。

　病気をしても、子供のもつ自分の体力で経過することが大事である。子供は大人になる資格を備えているとも言える。時々風邪をひいたり下痢をしたりしている方が、将来を考えると素直な成長をする。

　子供の治療で最も肝要なことは、「**育つ**」を育てることにある。そして、最もやってはいけない治療が、この育つ力を妨げることである。性急に病気を治そうとする余りに、現代医療はこの過ちを犯しているのではないだろうか。病気の症状のみを取り除くことに専念し過ぎてはいないだろうか。子供の育つ力を無視してはいないだろうか。

　子供は大人を小さくした生き物ではない。
　子供は日々成長している。
　子供の病気は、この成長する力を伸ばしてやれば自然に消えてなくなる。このことを実証したのが心音治療である。心音治療で多くの病気が良くなるのは、子供が元気溌剌になった結果に過ぎない。

　子供は何よりも健康であること。
　強く逞しい心身で、活き活き溌剌と生きるように育てることが第一である。
　単に安全無事を拠り所として、丸々と肥らせることは、育てるとはいえない。

第7章　心音治療

　どんな環境にも耐え、苦にしない、明るく、大らかな子供に育てることが大事である。

　素直な気持ちで他人の言うことも聞け、気取らないで自分の言いたいことを言えるようにすることも、また必要である。

子育ての目標

　子育てにおいて、子供の体は年齢によって発達する部分が異なることを知っておく必要がある。体全体が一つになって発育していくのではない。

　例えば、3歳までに消化器が育ち、3歳から5歳まで大脳が発達、5から8歳で呼吸器が育つ。8歳から腎臓が育ち、生殖器が育つのは思春期である。

　呼吸器が未熟なうちに親が力づくで、強制的に感情を抑えると、子供は喘息になったり、呼吸器の発達が妨げられたりする。喘息の子供の後ろには、眼を三角にした母親がいるということだ。

　8歳までの泌尿器がしっかりしていないうちに、誰かと比べるような叱り方や誉め方をすると、子どもは極端な劣等感や優越感をもってしまう。または、誉められたいために、人の足を引っ張ったり、誰かをけなしたりするようになる。

　生後13か月は子育ての根幹である。

　女児は生後13か月、男児は15か月までは保護する必要がある。健康に育てることが大事である。

　生後13か月は体の土台をつくる時期なので、無病で過ごすことが良いが、それ以降は、体の成長と共に子供は病気をする。病気をし

第7章　心音治療

ては乗り越えながら、心身を発達させて大人になっていく。

生後11〜13か月は、最初の成長の波のピークで、言葉を覚えて喋り始める

　この時期は、脳膜炎にかかりやすいので、予防接種は避けた方が無難である。そして、最初の躾の時期である。「これはいけない」と言い聞かせると分かる。

　3、4歳になると、「良し悪し」が分かるようになる。自分で何でもやろうとする独立の時期である。独立の時期になったら、独立した人間、自由な人間をつくることを目標とする。

　完成を親の手でやってしまわないで、子供自身の手で完成させることが大事である。例えば、服のボタンをしめるときには最後のボタンだけは子供本人にしめさせること。時間がかかり過ぎるからという理由だけで、全てのボタンを親がしめてはいけない。

　この独立の時期に根性がつく。躾を身につけさせるときである。躾がないと、持っている美しさを発揮することができない。大人になっても躾のない人は気の毒である。

　4、5歳は子供の体質改善の時期である。虚弱体質を改善するにはもってこいの時期である。この時期に心音治療をすると、子供はとても元気になってくる。

生まれた子供が早く育つことを望むのは、親として当然なことである。しかし、早く歩き、早く歯が生えるということは、栄養が不足している現象であるとも言える。栄養が充ちていると歯の生えてくるのも、歩くのも遅い。言葉も、人見知りするのも、遅いほどよい。
　そうすると独立期も遅くなるが、その方が素直に伸びる。子供はゆっくり大人になるように育てるべきである。衝動でつい動いてしまったり、カッとなったら見境がなくなってしまったりするのは、成熟が早すぎて内容が充実していないからである。体は大人並みになっても、感情は子供のままであるとも言える。
　健康に育てるということは、成長を早くするとか、早熟な子供にしてしまうことではない。内容的に充実して育つように育てることが大事である。

第7章　心音治療

育児の注意点

◆話しかけ、話し合い

子供相手に話しをしても通らないと決めている母親がいるが、話しがわかるから言葉を覚えるのである。

言葉が遅いと心配する母親がいるが、話しかけがおこなわれていなければ当然である。

◆子供の重さを感じる

子供の異常は、抱いてみて子供が軽いか重いかで察知できる。抱いてみて平素の重さであれば、何事もない。

妙に軽い時は要注意である。頭を打ったとか、心が不安だとか、体調をこわしている場合が多い。

しかし最近では、この重さの変化を感知できない母親がたくさんいる。これでは子育てはうまくできない。熱がでても重さがどっしりと感じられたら何も心配いらない。

体重計で量った重さではない。

体重計で測定すると子供の体重には変化はない。人間のからだは緊張した時と弛緩したときとで、同じように抱いていても、背負っていても、重さが違う。体重計ではわからないが、人間には感じることができる。

◆ 赤ちゃんの健康状態は内股の弾力で判断する

　栄養が充実すると内股に弾力がでてくる。内股をつまんで弛いときは栄養が不足している。

　顔が大きくなり内股が弛んでいる時は穀物偏重、内股が堅く顔が小さくなる時は肉食偏重である。

　乳児期には穀物食に偏ると体の外部に対する抵抗力が弱くなり、肉食に偏ると神経過敏になる。

◆赤ちゃんの泣き方の見分け方

　口のきけない赤ちゃんは要求を現すのにいろいろのジェスチャーをするが、それが通らないと泣き出して、泣き声を言葉に代える。

　赤ちゃんが生まれてから泣くときは、

　・お腹が空いたとき
　・大小便の出たいとき
　・体の位置がわるいとき

　後は、病気のときである。

◆赤ちゃんの睡眠

　赤ちゃんの健康には、睡眠が最も大切である。第一番の問題は深く眠らせること。眠りが浅いといくら栄養を与えても吸収しない。抱いたときに体が軽いような場合は、まず眠りが浅かったのでは？　と考えてみる。

第7章　心音治療

　食べさせても肥らない場合も、眠りが不十分で、眠りを深くさせる必要がある。眠りが深くなると、寝ているときにお腹で呼吸する。
　よく赤ちゃんの首が曲がって片寝ばかりしている、頭がいびつになるといって心配する母親がいるが、オシメをとって足を自由にしてやると、首は自由になる。
　大人だって長く座れば膝をくずす。赤ちゃんだって体を自由にしたいのだ。その要求を無視して、ただ親の便利のためにオシメを当ててギューと縛ってしまって、頭がいびつになるまで寝かしておくのは、残酷な話である。

　子供を寝かせるときには、親は細心の注意をする必要がある。風通しのよい部屋は厳禁、扇風機も厳禁である。その理由は汗の内攻にある。

◆入浴後の水
　入浴後は水を飲ませる。
　水を飲ませないと、強情になる。
　泣き出すといつまでも泣く、泣きじゃくる。これは水が足りない現象である。
　お乳は水だから間にあっているつもりでいる母親がたくさんいるが、空腹の中には渇きの要求があることを理解しなければならない。

おわりに

誰に教わることなく、独学で鍼治療を始めて40年が過ぎようとしている。当初は、ただ痛い部位、もしくはシコリらしき部位にハリを刺すだけであった。当然、その治療結果は惨憺たるものであった。
　1年も経つと、鍼治療には**名人芸を必要**することを痛感するに至った。失望すると同時に、名人芸を必要とする鍼治療は医術としては成り立っても、医学という学問の対象にはなり得ないのでは？　という新たな疑問が湧いてきた。
　しかしその反面、誰にでも簡単に名人芸ができるような治療法はないだろうか、という模索も始まった。そんな最中、次のような言葉を小耳に挟んだ。
「乳牛にモーツアルトなどのクラシック音楽を聞かせると乳の出がよくなる」
　その言葉を聞いた直後、筆者は閃いた。
「耳で聞いただけで生理作用が活性化されるなら、ツボに聴かせたらもっと効果があるに違いない！」

　ツボに音を聴かせるために、音楽を電気信号に変換した微弱電流をツボに通電する方法を選択した。当初は、「モーツアルト」や「美空ひばり」などの音楽を、肩こりや腰痛の圧痛部位に通電してみた。治療効果は、10例中に1、2例であり、それも肩こりや腰痛が多少軽くなる程度であった。
　筆者が追い求めていた**生命の質を向上させる治療**には遠く及ばなかった。治療結果に絶望した筆者は、一時期、この治療法を放棄した。数年の中断後、再び始めた。使用する音は、音楽以外に「波の音」や「雷」

といった自然音が新たに加わった。そして、運命のその日がやってきた。

「先生、昨日の治療はよく効きました」

腎経のツボに、初めて「波の音」を使った患者の言葉である。この患者の言葉によって、ツボと音との間には密接な関係があり、ただ闇雲にツボに音楽を通電した治療で、結果を出すことができなかった理由を理解することができた。

両者の関係は、鍵と鍵穴の関係にあり、鍵穴に合わない鍵ではドアが開かないのと同様に、ツボに合った音でないとツボは音のもつ情報を受けとらない。ツボが正しい情報を受け取ると、身体の異常は自動的に修復されることが分かった。

ツボと音との関係性を解明するに従って、治療効果は次第に上がっていった。しかし、筆者が追い求めていた医療には余りに隔たりがあった。さらに不幸なことに、目の前に立ち塞がっている大きな壁の正体すら見えていなかった。

そんな最中に、沖縄在住の医師・上原真幸先生と運命的な出逢いをし、数霊理論を学んだ。

数霊理論によって、目の前に立ち塞がる壁の正体が**太極の壁**であることが判明した。そして、太極の壁を破ってはじめて**生命の質が向上**することを理解することができた。

ここに至って、筆者は初めて医者になってから追い求めてきた「生命の根幹から癒される真の医療」の入り口に立てたのである。

しかし、目の前に立ち塞がる大きな壁を破り、追い求めてきた真の医

療の扉を開くのは困難を極めた。数霊理論を道標として、手探り弄りする日々が10年、20年と続いた。

　失敗と挫折の連続で、ときには諦めかけたことも何度かあったが、医者になって30余年の歳月を経て、やっと自らの納得のいく治療法を確立することができた。

　千年を越える鍼灸医学の歴史にまったくない新しい治療法を、筆者はNEO鍼法（Neo Acupuncture Method）の頭文字をとって「NAM治療」と命名した。

　筆者が独自に開発した「NAM治療」によって、名人芸を必要としたこれまでの鍼治療は一変する。誰でも簡単に名人芸と同じ治療が、否、それ以上の治療効果をあげることができる。現代医療のもつ致命的な欠陥を補うことができる。

　筆者は、独自に開発した「NAM治療」を行う会員に対して以下のことを力説している。

　会員は医聖ヒポクラテスの精神を身につけ、病み苦しむ患者を導く光明とならねばならない。

　そのためには、会員自身が高い志と崇高な精神をもつことは勿論のこと、本能を磨ぎ澄まし感受性を豊かにする努力と日々の生命の学問を怠ってはならない。

　ヒポクラテスの精神、それは生命への絶対的信頼であり、賛歌であり、揺るぎない信仰である。「病は善なり」という確信でもある。

参考文献

『胎児の世界』三木成夫（中公新書）

『エピジェネティクス操られる遺伝子』リチャード・C・フランシス（ダイヤモンド社）

『生物と無生物のあいだ』福岡伸一（講談社現代新書）

『海・呼吸・古代形象』三木成夫（うぶすな書院）

『世界は分けてもわからない』福岡伸一（講談社現代新書）

『鍼灸医学を素問する』三角大慈（医学舎）

『気の身体論』三角大慈（現代書林）

『整体健康法』二宮進（PHP研究所）

『天の岩戸開きで観えてくる21世紀のニューメディカル』
　三角大慈（医学舎）

『育児の本』野口晴哉（全生社）

『アドレナル・ファティーグ』ジェームス・D・ウィルソン（中央アート出版社）

『体温計一本でできる健康管理』B・O・バーンズMD（中央アート出版社）

『新しいリンパ学─微小循環・免疫・腫瘍とリンパ系』加藤征治（金芳堂）

三角大慈 山口大学医学部卒。学生時代より生命不在の現代医学に矛盾を感じ、真の医療の樹立を目指す。1981年に「天然医学」主宰。30年の歳月をかけて音による癒し・NAM治療を確立、2007年に心音装置［mama heartone 932］を開発。現在、福岡にて「みかどクリニック」を開設。著書に『気の身体論』(現代書林)、(ビジネス社)『ACUPUNCTURE ENHANCED』(イギリスのミネルバ社より発行)、『天の岩戸開きで観えてくる21世紀のニューメディカル』(医学舎) その他多数。

鍼灸医学を素問する Ⅱ

2017年9月10日　初版第1刷発行
著　者　三角 大慈
発行者　松澤 和輝
発行所　医学舎
　　　　東京都豊島区千早3‐34‐5（〒171‐0044）
　　　　TEL & FAX　03‐3554‐0924
発売所　星雲社
　　　　東京都文京区水道一丁目3‐30（〒112‐0005）
　　　　TEL　03‐3868‐3275　FAX　03‐3868‐6588
印刷・製本所　モリモト印刷
© Taiji Misumi　2017 printed in Japan
ISBN 978‐4‐434‐23726‐3　C0077

「天の岩戸開き」で観えてくる21世紀のニューメディカル

妊娠中の母親の心音を使った医療の場における「天の岩戸開き」

みかどクリニック院長 三角大慈

「顕幽の扉」は妊娠中の母親の心音で開く
天の岩戸開きを可能にした
「妊娠中の母親の心音」
「子供と臍の緒で繋がっている出産直後の母親の心音」

医学舎

鍼灸医学を素問する

三角大慈

最先端生命科学と数霊理論で
鍼灸医学を解き明かす

医学舎